W. Müller · H. Zeidler

Die klinisch-rheumatologische Untersuchung

2. Auflage

Mit 222 überwiegend farbigen Abbildungen
und 17 Tabellen

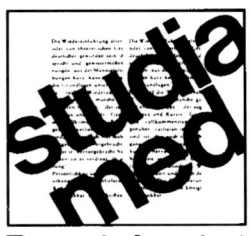

Aktuelle Medizin

Bayer informiert
Studenten

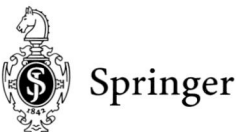

Springer

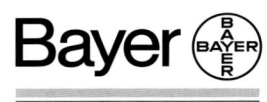

Bayer

Prof. Dr. med. Dr. h.c. Wolfgang Müller
Hochrhein-Institut für Rehabilitationsforschung e. V.
Bergseestr. 61
D-79713 Bad Säckingen

Prof. Dr. med. Henning Zeidler
Medizinische Hochschule Hannover
Abteilung Rheumatologie
Carl-Neuberg-Str. 1
D-30625 Hannover

1. Auflage erschienen bei Tropon Arzneimittel Köln 1993.
Schriftenreihe: Medizin von heute (Band 29),
Die Klinisch-rheumatologische Untersuchung.

ISBN 3-540-63593-9
2. Auflage Springer-Verlag Berlin Heidelberg New York

Die Deutsche Bibliothek – CIP-Einheitsaufnahme
Die klinisch-rheumatologische Untersuchung / Wolfgang Müller ;
Henning Zeidler. - 2. Aufl. - Berlin ; Heidelberg ; New York ; Barcelona ;
Budapest ; Hongkong ; London ; Mailand ; Paris ; Santa Clara ;
Singapur ; Tokio : Springer, 1998
ISBN 3-540-63593-9

© Springer-Verlag Berlin Heidelberg 1998
Printed in Germany

Umschlaggestaltung: de'blik, Berlin
Gesamtherstellung: Schneider Druck GmbH, Rothenburg ob der Tauber
SPIN: 10676730   9/3134 – 5 4 3 2 1 – Gedruckt auf säurefreiem Papier

Vorwort zur 2. Auflage

Der große Zuspruch, den dieses Buch bei Studenten und Ärzten gefunden hat, hat gezeigt, daß der klinischen Untersuchung des Bewegungsapparates – auch heute noch ein Stiefkind des universitären Unterrichtes – ein wachsendes Interesse geschenkt wird. Für die Autoren ist es deshalb eine große Freude, daß sich der Springer-Verlag entschlossen hat, eine Neuauflage dieses Buches herauszubringen. Wie dies in der Natur des behandelnden Stoffes liegt, wurden in dieser Neuauflage nur wenige Änderungen vorgenommen.

Wir hoffen, daß auch die zweite Auflage einen großen Kreis interessierte Ärzte und Studenten ansprechen wird und damit die klinische Untersuchung des Bewegungsapparates, die für die Diagnostik rheumatischer Erkrankungen so entscheidend wichtig ist, in der Praxis weiter verbessert wird.

W. Müller, H. Zeidler

Vorwort zur 1. Auflage

Obwohl das Stütz- und Bewegungsorgan das größte Organsystem des menschlichen Körpers ist, das von zahlreichen Erkrankungen betroffen werden kann, wird ihm bei der Ausbildung des Arztes nur relativ wenig Beachtung geschenkt. Besonders in der inneren Medizin wird die klinische Untersuchung des Bewegungsapparates trotz der sich häufig hier manifestierenden Symptome innerer Erkrankungen und Systemerkrankungen des Organismus nach wie vor meist noch vernachlässigt. Erst in der täglichen Praxis wird dem Arzt, insbesondere dem praktischen Arzt und dem Internisten, bewußt, wie häufig Erkrankungen des Bewegungsapparates sind und welche Bedeutung die klinische Untersuchung in der Diagnostik dieser Krankheitszustände hat, werden doch ca. 90% rheumatologische Diagnosen allein aufgrund der Anamnese und des klinischen Untersuchungsbefundes gestellt. Bildgebende Verfahren und Laboruntersuchungen dienen oft nur zur Untermauerung der Diagnose bzw. zum Ausschluß anderer Erkrankungen sowie zur Feststellung des Ausmaßes und der Aktivität des Prozesses.

Die vorliegende Monographie soll dem Studenten wie dem praktischen Arzt einen kurzen Überblick über die klinische Untersuchung des Bewegungsapparates geben. Der Schwerpunkt wurde hierbei auf die Diagnostik rheumatischer Erkrankungen gelegt, doch blieb es bei den engen Beziehungen zwischen Rheumatologie und Orthopädie nicht aus, daß auch klinische Befunde erwähnt werden, wie sie bei rein orthopädischen Erkrankungen wie z. B. einer Meniscusläsion erhoben werden können. Für den praktischen Arzt erscheint dies von größter Bedeutung, muß er doch täglich bei Erkrankungen des Bewegungsapparates in der Differentialdiagnose rheumatologische und orthopädische Krankheitsbilder berücksichtigen, da die Abgrenzung zwischen rheumatologisch-internistischen und orthopädischen Erkrankungen in praxi oft schwierig ist.

Selbstverständlich erhebt die vorliegende Monographie keinen Anspruch auf Vollständigkeit, vielmehr soll sie das Interesse der Studenten und praktischen Ärzte an der klinischen Untersuchung des Bewegungsapparates wecken und sie dazu anregen, vielleicht nebensächlich erscheinende Befunde zu erheben, um hiermit zur Diagnose zu kommen. Dazu dient auch das umfangreiche Bildmaterial, das die jeweiligen Befunde verdeutlichen soll. Für diesen aufwendigen und kostenintensiven Abdruck sind wir den Troponwerken zu großem Dank verpflichtet.

Wir hoffen, daß durch diese Monographie die klinische Untersuchung des Bewegungsapparates zum Wohl unserer Patienten verbessert wird.

W. Müller, H. Zeidler

Inhaltsverzeichnis

Einleitung 1

Anamnese 3

Die klinische Untersuchung 12

Ablauf der Untersuchungen 28

Die Untersuchung des Rückens 29

Die Untersuchung der verschiedenen Wirbelsäulenabschnitte . . 39

Untersuchung der Kreuz-Darmbein- und Beckenregion 49

Untersuchung
der vorderen Thoraxwand einschließlich des Sternums
und der angrenzenden Region 56

Untersuchung der Kieferregion 58

Untersuchung der Extremitäten 60

Die Untersuchung der oberen Extremitäten 66

Die Untersuchung der unteren Extremitäten 86

Die Allgemeinuntersuchungen aus rheumatologischer Sicht . . . 109

Dokumentation der Befunde 110

Sachverzeichnis 117

Einleitung

Die Diagnostik der Erkrankungen des Bewegungsapparates basiert vor allem auf einer exakten Anamnese und einer eingehenden klinischen Untersuchung. Durch die Anamnese kann bereits bei über 50% der Patienten mit rheumatischen Erkrankungen eine Diagnose oder zumindest eine Verdachtsdiagnose gestellt werden. Durch die anschließende klinische Untersuchung ist es möglich, fast 90% dieser Erkrankungen hinreichend zu klären. Demgegenüber treten im Gegensatz zu vielen internistischen Leiden die in diesem Buch nicht abgehandelten bildgebenden Verfahren und Laboruntersuchungen in den Hintergrund, nur selten geben sie erste Anhaltspunkte über die Art der vorliegenden Erkrankung, meist dienen sie nur zur Untermauerung der Diagnose sowie der Feststellung der Ausdehnung und Aktivität eines rheumatischen Erkrankungsbildes. In Abb. 1 ist die

Abb. 1:
Pyramide der diagnostischen
Wertigkeit von Anamnese und
klinischer Untersuchung gegenüber
Laboruntersuchungen und bildge-
benden Verfahren bei rheumatischen
Erkrankungen

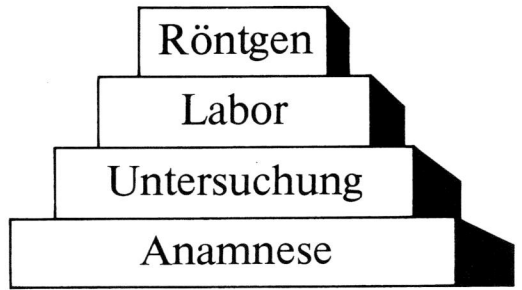

diagnostische Wertigkeit von Anamnese und klinischer Untersuchung gegenüber Laborbefunden und Röntgenuntersuchungen bei rheumatischen Erkrankungen schematisch dargestellt, um die Bedeutung der einzelnen Verfahren noch einmal plastisch zur Darstellung zu bringen.

Anamnese

Ziele der Anamnese sind
1. Diagnose und Differentialdiagnose
2. Ausdehnungs- und Aktivitätsbeurteilung der Erkrankung
3. Erfragen von Funktionsbehinderungen, ihrem Ausmaß und dem Grad der Hilfsbedürftigkeit
4. Beurteilung des Leidensdruckes des Patienten
5. Psychosoziale Diagnostik
6. Therapie-Beurteilung und -Überwachung

Zu den Inhalten der Anamnese gehören:
1. Erfassung der Krankheitssymptome und ihrer Lokalisation an Gelenken, Wirbelsäule, extraartikulären Gewebsstrukturen, inneren Organen, Haut o. a. sowie psychopathologische Veränderungen
2. Erfassung von Allgemeinsymptomen
3. Beurteilung von Funktionsbehinderungen im Alltag und am Arbeitsplatz
4. Feststellung psychosozialer Faktoren und ihrer Wertung

Tabelle 1:
Rheumatologische
Schmerzanamnese

1. Wo?
   a) Gelenke und ihre Umgebung
      monoartikulär, oligoartikulär, polyartikulär; Symmetrie
   b) Wirbelsäule
      Nacken, Rücken, Kreuz
   c) Schultergürtel, Beckengürtel
   d) andere Regionen

2. Wie?
   a) akut oder schleichend begonnen
   b) lokalisiert, ausstrahlend
   c) spontan, provozierbar
   d) leicht, quälend

3. Wann?
   a) seit wann, Dauer, wie oft
   b) dauernd, rezidivierend, episodisch (regelmäßig)
   c) Tagesrhythmus: nachts, frühmorgens, abends
   d) in Ruhe, bei Belastung, Anlauf

4. Warum?
   a) ohne erkennbare Ursache oder Einwirkung
   b) im Zusammenhang mit exogenen Einwirkungen: Bewegungen, Lageabhängigkeit (Stehen, Sitzen, Liegen), Belastungen, Treppensteigen, Erschütterungen, berufliche Tätigkeit
   c) im Zusammenhang mit anderen Erkrankungen, insbesondere Infekten
   d) Abhängigkeit von
      klimatischen Faktoren, Temperatureinflüssen,
      psychischen Belastungen, Konflikten,
      Allergien, Medikamenten,
      anderen Faktoren

Sicher ist die Analyse des Schmerzes (Tab. 1) mit der Frage nach dem Schmerzort (wo?), der Schmerzart (wie?), des Auftretens des Schmerzes (wann?) und der Schmerzursache (warum?) wichtigste Aufgabe der Anamnese, ist doch der Schmerz das Leitsymptom rheumatischer Erkrankungen, das den Patient in der Regel zum Arzt führt. Die Lokalisation des Schmerzes sollte eindeutig angegeben werden, wobei der Patient am besten mit dem Finger auf den Ort des Schmerzes hinweist. Dadurch können oft schon artikuläre, periartikuläre oder muskuläre Schmerzzustände unterschieden werden. Bei der Bewertung der Schmerzlokalisation muß jedoch berücksichtigt werden, daß Schmerzsymptome keinesfalls ausschließlich am Sitz der Läsion lokalisiert sein müssen, die Läsion vielmehr Schmerzen in weitentfernten Projektionszonen auslösen oder zu sekundären Krankheitsphänomenen wie Muskelverspannungen, Insertionstendinosen etc. führen kann.

Die Qualität des Schmerzes, ihre Akuität, Chronizität und Intensität vermittelt Anhaltspunkte über die Ursache von Schmerzzuständen und läßt oft schon Rückschlüsse auf artikuläre, muskuläre, neurogene und psychogene Schmerzursachen zu.

Die Frage nach dem Zeitpunkt des Auftretens des Schmerzes ermöglicht eine Differenzierung von entzündlichen Prozessen (Ruheschmerz) und mechanisch ausgelösten Schmerzzuständen (Belastungsschmerz). Auch lassen sich im Rahmen dieser Frage die Akuität, etwaige Rezidivneigungen bzw. die Chronizität des Prozesses erfassen.

Die Befragung nach den Ursachen weist auf die Erkennung innerer und äußerer Einwirkungen hin, wobei Belastungen jeder Art, die bio-

<table>
<tr><td>*Tabelle 2:*
Hinweisfunktionen von
Schmerzangaben (Beispiele)</td><td>**Schmerz**</td><td>**spricht vorwiegend für:**</td></tr>
<tr><td></td><td>Fließend; wetter- und psychisch abhängig</td><td>Weichteilrheumatismus</td></tr>
<tr><td></td><td>Extraartikulärer Druckschmerz</td><td>Insertionstendopathie</td></tr>
<tr><td></td><td>Belastungs- und Anlaufschmerz</td><td>Arthrose</td></tr>
<tr><td></td><td>Spontan- und Dauerschmerz</td><td>akute Arthritis
(z. B. Kristall-Synovitis)</td></tr>
<tr><td></td><td>Nachtschmerz (Kreuz)</td><td>Iliosakralarthritis</td></tr>
<tr><td></td><td>Empfindlichkeit, provozierbar, morgens betont</td><td>chronische Arthritis</td></tr>
<tr><td></td><td>Quälender Schmerz dysästhetisch, ausstrahlend (die c.P.-Hand wird durch die Kompression des Nervus medianus zur nächtlichen Qual!)</td><td>Komplikation! – durch: Nervenkompression</td></tr>
<tr><td></td><td>»Furchtbarer« Schmerz diffus ausgebreitet »überall und immer«</td><td>Verdacht auf neurotische Krankheitsverarbeitung »psychogener Rheumatismus« Kortisonismus (Abhängigkeit)</td></tr>
</table>

1. **Krankheitsbeginn**
   Alter, Zeitpunkt
   akut, subakut, schleichend
   Entzündungssymptome (Schmerz, Rötung, Überwärmung,
     Schwellung) und ihre Lokalisation, Fieber
   Zusammenhang mit anderen Erkrankungen
     (Infekt, Fieber, Diarrhoe, Urethritis u. a.)
     oder mit anderen Ereignissen (Traumata,
     psychosoziale Probleme etc.)

2. **Krankheitsverlauf**
   Dauer
   permanent, rezidivierend, intermittierend
   Schubsituation und ihr Zusammenhang mit anderen
     Erkrankungen oder Ereignissen

3. **Schmerzanamnese** (s. Tab. 1 und 2)

4. **Funktionsstörungen mit Behinderungen** (s. Tab. 5)

5. **Deformierungen, Haltungsveränderungen**

6. **Erkrankungen verschiedener Organsysteme** (s. Tab. 9)

7. **Neurologische Störungen**
   Lähmungen, Schwächen, Sensibilitätsstörungen

8. **Psychische Störungen**

9. **Allgemeine Krankheitssymptome** (s. Tab. 4)

10. **Sozial- und Berufsanamnese** (s. Tab. 7)

11. **Bisherige diagnostische Eingriffe sowie durchgeführte
    Therapien und ihre Effekte** (s. Tab. 8)

12. **Familienanamnese**

---

graphische Situation und die schließlich verbleibende Spontaneität angesprochen sind.

In Tab. 2 sind die Hinweisfunktionen von Schmerzangaben für einzelne Diagnosen beispielhaft dargestellt.

Selbstverständlich ist neben der Schmerzanalyse eine sorgfältige Erfassung weiterer Symptome erforderlich (Tab. 3). So ist insbesondere nach Entzündungserscheinungen (Rötung, Schwellung, Überwärmung, Bewegungseinschränkung) zu fragen, nach angeborenen und erworbenen Deformierungen, nach einer Morgensteifigkeit und ihrer Dauer, fernerhin nach Symptomen von seiten innerer Organe, des Nervensystems, von Haut, Schleimhäuten und ihrer zeitlichen Zuordnung zu dem vorliegenden Krankheitsbild, wodurch oft wertvolle diagnostische Hinweise erhalten werden können.

Die anamnestisch zu erfragenden allgemeinen Krankheitssymptome (Tab. 4) vermitteln zusätzlich zur Symptomanalyse einen Einblick in den Systemcharakter des Krankheitsbildes und lassen ggf. auch infektiöse Prozesse und Malignome vermuten. Weiterhin geben sie oft auch Hinweise auf psychopathologische Veränderungen, seien sie nun durch das Krankheitsbild ausgelöst oder selbst Ursache der Er-

Tabelle 4:
Anamnestisch zu erfragende
allgemeine Krankheitssymptome

Allgemeinbefinden
Krankheitsgefühl
Müdigkeit, Adynamie, Abgeschlagenheit
Inappetenz
subfebrile Temperaturen
Schwitzen
Schlaflosigkeit

krankung. Bei Verdacht auf eine psychische Problematik ist selbstverständlich die Erfragung durch ein eingehendes, psychosomatisch orientiertes Interview des Patienten zu ergänzen.

Die Klage über Behinderungen (Tab. 5) kann einen ganzen Katalog von Fragen anregen, die teilweise durch Beobachtungen und Funktionsprüfungen ergänzt und präzisiert werden müssen. So fragt man vorwiegend nach Störungen bestimmter Globalfunktionen wie Gehen, Aufstehen, Hinsetzen, Waschen, Kämmen, Essen und anderer Alltagsfunktionen (Tab. 6), fernerhin nach Behinderungen der beruflichen Tätigkeit, bei der Freizeitbeschäftigung sowie der Notwendigkeit der Benutzung von Hilfsmitteln zum Ausgleich der Funktionsstörungen. Im Rahmen dieser Fragen sollte auch die Ursache der Behinderungen eruiert werden, kann es doch einmal der Schmerz sein, der die Funktion bremst, weiterhin eine Muskelschwäche, sei sie nun muskulär oder nerval bedingt, oder auch ein anatomisches Hindernis bei einem schwer geschädigten Gelenk oder einer deformierten Wirbelsäule. Im Detail wird die Differenzierung der Behinderung und die Klärung ihrer Ursache natürlich der klinischen Untersuchung vorbehalten bleiben.

Im Anamnesekatalog oft vergessen wird die Sozial- und Berufsanamnese, die in der Rheumatologie eine große Bedeutung hat, treten doch in Folge der rheumatischen Erkrankungen häufig erhebliche berufliche und soziale Probleme auf. Andererseits können solche Probleme auch Ursache für bestimmte rheumatische Affektionen, insbesondere weichteilrheumatische Erkrankungen sein. In Tab.7 sind die wichtigsten Fakten, nach denen in der Sozial- und Berufsanamnese zu fragen sind, aufgelistet.

Selbstverständlich müssen auch im Rahmen der Anamnese die bisher wegen des vorliegenden Krankheitsbildes durchgeführten Therapien eruiert werden (Tab. 8), da sie für die weitere Therapieplanung von entscheidender Bedeutung sein können und zudem durch Medikamente rheumatische und andere Krankheitsbilder ausgelöst werden können.

Wie bei jeder internistischen Anamnese ist darüber hinaus nach vorausgegangenen Krankheiten zu suchen, die in evtl. Zusammenhang mit dem jetzigen Krankheitsbild stehen. So können die verschiedensten internistischen Erkrankungen, aber auch Erkrankungen anderer Organsysteme Ursache rheumatischer Prozesse sein. Als Beispiel sei nur der Diabetes mellitus genannt, der mit verschiedenen rheumatischen Affektionen assoziiert sein kann (neuropathische Arthropathie, diabetische Cheiropathie, hyperostotische Spondylose). Weitere Beziehungen zwischen rheumatischen Affektionen und anamnestisch eruierbaren Begleit- und Vorerkrankungen bzw. Symptomen sind in Tab. 9 dargestellt.

Tabelle 5: *Anamnestisch anzugebende* *Funktionsstörungen und* *Behinderungen*	– Global-(Komplex-)Funktionen, Einzelfunktionen – Gangstörung, Gehleistung – Alltagsfunktionen, Selbstversorgung – Störungen bei beruflicher Tätigkeit, Sport usw. – Hilfsmittel		

Tabelle 6:
Fragebogen zur Erfassung von
Alltagsfunktionen (nach Raspe)

	ja	ja, aber mit Mühe	nein oder nur mit frem- der Hilfe
Können Sie Brot streichen?	○	○	○
Können Sie aus einem normal hohen Bett aufstehen?	○	○	○
Können Sie mit der Hand schreiben (mindestens eine Postkarte)?	○	○	○
Können Sie Wasserhähne auf- und zudrehen?	○	○	○
Können Sie Strümpfe an- und ausziehen?	○	○	○
Können Sie eine Nummer auf einem Telefon mit Wählscheibe wählen?	○	○	○
Können Sie sich von Kopf bis Fuß waschen und abtrocknen?	○	○	○
Können Sie einen mindestens 10 kg schweren Gegenstand (z. B. vollen Wassereimer oder Koffer) hochheben und 10 Meter weit tragen?	○	○	○
Können Sie ca. 100 Meter schnell laufen (nicht gehen), etwa um einen Bus noch zu erreichen?	○	○	○
Können Sie sich einen Winter-mantel an- und ausziehen?	○	○	○
Können Sie sich bücken, um einen leichten Gegenstand (z. B. Geldstück oder zer-knülltes Papier) vom Fußboden aufzuheben?	○	○	○
Können Sie öffentliche Ver-kehrsmittel (Bus, Bahn usw.) benutzen?	○	○	○

1. Familie

– Familienstand, Familiengröße, Partnerschaftsverhältnis
einschließlich sexueller Beziehungen, Konfliktsituationen
mit Familienangehörigen

2. Soziales Umfeld

– Verwandte, Bekannte, Freunde, Nachbarn, Arbeitskollegen

– Beruf
(erlernt, ausgeübt, Arbeitsablauf, psychische Belastung bei
der Arbeit, Arbeitslosigkeit, Arbeitsfähigkeit, Krankschreibung
und Berentung)

3. Freizeitaktivitäten

– Hobbys, Sport etc.

1. Art der Therapie und ihre Dauer

– Pharmakotherapie (nichtsteroidale Antiphlogistika,
Corticosteroide, »Basistherapeutika«, Psychopharmaka u. a.)

– Physikalische Therapiemaßnahmen
(Krankengymnastik, passive physikalische Therapien)

– Psychotherapie

– Operative Therapien (Synovektomien, Gelenkersatz u. a.)

– Synoviorthesen

– Kuren und Rehabilitationsmaßnahmen

2. Erfolg der verschiedenen Therapien

3. Weitere Pharmakotherapie

4. Unverträglichkeit und Komplikationen

Tabelle 9:
Symptome und Erkrankungen
verschiedener Organe und
Organsysteme, die auf bestimmte
rheumatische Erkrankungen
hinweisen können

Anamnestisches Symptom	Hinweis auf
Auge	
Konjunktivitis	Reiter-Syndrom
Iritis	Morbus Bechterew, Reiter-Syndrom, Morbus Behçet
Homogentisin-Einlagerungen in die Sklera	Ochronose
Episkleritis	Chronische Polyarthritis
Haut	
Psoriasisherde und (-nägel)	Psoriasisarthropathie
Erythema anulare und Rheumaknötchen	Rheumatisches Fieber
Erythem (polymorph)	Juvenile Arthritis
Erythema nodosum	Morbus Behçet, Sarkoidose, Arthritis bei Morbus Crohn und bei Colitis ulcerosa
Erythem, Exanthem (schmetterlingsförmig), Hautnekrosen und Raynaud-Syndrom	Systemischer Lupus erythematodes (SLE)
Erythema chronicum migrans	Borrelienarthritis
Erythem und Exanthem (lila) Purpura, Hautpigmentation, Haarausfall und Raynaud-Syndrom	Dermatomyositis
Ulzerationen, subkutane Knötchen	Panarteriitis nodosa
Skleroderma, Hautatrophien, Ödeme, Hautulzerationen an den Akren, Raynaud-Syndrom, Teleangiektasien	Sklerodermie
Tophi	Gicht
Schleimhaut	
Urethritis, Balanitis	Reiter-Syndrom
Oro-genitale (bipolare) Aphthose	Morbus Behçet
Ulzerationen der Mundschleimhaut	Morbus Behçet, Dermatomyositis, selten systemischer Lupus erythematodes, Panateriitis nodosa, Reiter-Syndrom

9

Motilitätsstörungen des Ösophagus und übrigen Magen-Darm-Traktes	Sklerodermie
Xerostomie, Xerophthalmie	Sjögren-Syndrom
Durchfälle	Reaktive Arthritiden z. B. durch Yersiniosen, Arthritiden und Spondylarthropathien bei Morbus Crohn, Colitis ulcerosa, Morbus Whipple

Herz

Karditis, Vitium	Rheumatisches Fieber, Still-Syndrom, chronische Polyarthritis, Reiter-Syndrom, Morbus Behçet, SLE Lyme-Borreliose

Leber

Hepatitis	Symptomatische Arthritiden
Hepatosplenomegalie	Still-Syndrom, Felty-Syndrom, systemischer Lupus erythematodes

Niere

Proteinurie, Hämaturie	Nierenbeteiligung bei Kollagenosen, Gichtniere, Arzneimittelnebenwirkungen
Nierensteine	Gicht, Hyperparathyreoidismus

Nervensystem

Neuritiden (Mononeuritis multiplex, Kompressions-Syndrome)	Chronische Polyarthritis, systemischer Lupus erythematodes, Panarteriitis nodosa
Polyneuropathie	Morbus Behçet, Arzneimittelnebenwirkungen
Hemiplegie, Epilepsie	Systemischer Lupus erythematodes, Panarteriitis nodosa
Radikuläre Syndrome	Diskushernien, enger Spinalkanal

Psyche

Psychosen	Systemischer Lupus erythematodes, Panarteriitis nodosa, Kortikosteroid-Nebenwirkungen

| Depressionen | Polymyalgia rheumatica, Fibromyalgie systemischer Lupus erythematodes |

Infekte

| Bakteriell, viral, mykotisch, parasitär | Metastatische Arthritiden, Spondylitiden, Myositiden, reaktive Arthritiden |

Fieber

| | Systemischer Lupus erythematodes, juvenile Arthritis, rheumatisches Fieber, parainfektiöse und mikrobiell-metastatische Arthritiden |

Tabelle 10:
Familienanamnestisch wichtige
Erkrankungen bei rheumatischen
Affektionen

1. Dysplasien (Hüfte)
2. Stoffwechselstörungen, besonders Gicht u. a. Kristallablagerungs-krankheiten
3. Psoriasis
4. Spondylitis ankylosans
5. Fingerpolyarthrose
6. Chron. Polyarthritis (eine genetisch besonders determinierte Gruppe)

Bei der Allgemeinanamnese sind darüber hinaus die Bezüge des Krankheitsbildes zum Alter (biologische Lebensphase) und zum Geschlecht des Patienten zu bedenken, fernerhin die Lebensgewohnheiten (z. B. Alkoholabusus, Promiskuität, Homosexualität, Aufenthalt in tropischen Ländern), die direkt oder indirekt (durch Infektionen) rheumatische Krankheitsbilder auslösen können.

Da verschiedene rheumatische Erkrankungen eine genetische Grundlage haben, ist es wichtig, entsprechende familienanamnestische Erhebungen durchzuführen (Tab. 10). So ist beispielsweise die Frage nach der Psoriasis in der Familie bedeutsam, macht sie doch manche Arthritis verständlich, die bei fehlender Psoriasis beim Patienten selbst sonst nicht diagnostiziert werden kann. Evtl. ist bei unklaren Hautveränderungen sogar die Untersuchung des betroffenen Familienangehörigen erforderlich. Hilfreich kann auch die Untersuchung des Vaters eines auf juvenile Spondylitis ankylosans verdächtigen Knaben werden.

Die klinische Untersuchung

Die Ziele der klinischen Untersuchung sind:

1. Diagnose und Differentialdiagnose
2. Erfassung der Ausdehnung der Erkrankung
3. Nachweis der Aktivität der Erkrankung
4. Erfassung von Funktionsbehinderungen
5. Bei Kontrolluntersuchungen: Verlaufsbeurteilung

Eine rationelle problemorientierte Untersuchung wird sich in erster Linie auf die Gelenke, die Wirbelsäule und die extraartikulären Strukturen des Bewegungsapparates konzentrieren. Es darf jedoch nie außer acht gelassen werden, daß auch allgemeininternistische, neurologische, derrnatologische, psychiatrische, orthopädische u. a. Erkrankungen Ursache und auch Folge des rheumatischen Krankheitsbildes sein können. Deshalb müssen im Zweifelsfall entsprechende zusätzliche Untersuchungen durchgeführt werden.

Die *klinisch-rheumatologische* Untersuchung gliedert sich in vier Komponenten:

1. Die Inspektion

2. Die Palpation

3. Die Funktionsprüfung

4. Die Messung von Längen und Umfängen

Beispielhaft ist der klinische Untersuchungsgang für die Gelenke in Tabelle 11 aufgezeichnet.

 Die Inspektion beginnt bereits beim Eintritt des Patienten ins Sprechzimmer. Nicht selten ist es möglich, bereits aufgrund der Haltung, des Ganges, des Schmerzausdruckes und von Gesichtsveränderungen einen Anhaltspunkt über das zugrundeliegende Leiden zu gewinnen. Durch die Beobachtung des Patienten beim Hinsetzen und Ausziehen sind darüber hinaus Rückschlüsse über die funktionelle Leistungsfähigkeit des Bewegungsapparates möglich.

Um alle sichtbaren Veränderungen zu erfassen, sollte die Inspektion am weitgehend unbekleideten Patienten vorwiegend im Stehen vorgenommen werden. Auf diese Weise ist es möglich, Fehlhaltungen und Fehlformen der Wirbelsäule, Gelenkdeformierungen, entzünd-

Tabelle 11:
Klinischer Untersuchungsgang
für die Gelenke

Inspektion:	Hautveränderungen, Farbe, Schwellungen, Deformierungen, Fehlformen, Atrophien
Palpation:	Lokalisation der Druckschmerzen (artikulär und periartikulär, muskulär) Überwärmung Kapselkonsistenz Erguß Knöcherne Veränderungen Krepitation und andere Geräusche
Funktionsprüfung:	Bewegungsausmaße (passiv und aktiv) Bewegungsschmerz und seine Abhängigkeit von Gelenkstellung und Belastung Endphasenschmerz Stabilität Kraftprüfung

Abb. 2:
Gesichtsexanthem beim systemi-
schen Lupus erythematodes

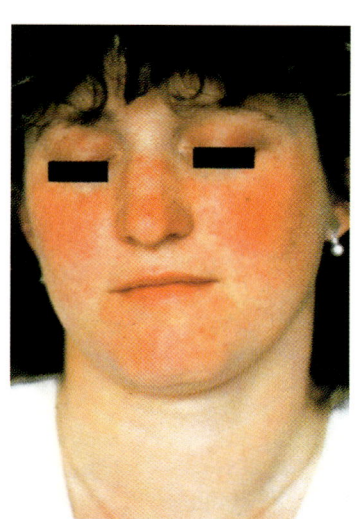

Abb. 3:
Gesichtsveränderungen bei Sklero-
dermie mit Mikrostomie und
Teleangiektasien

Abb. 4:
Sjögren-Syndrom mit Parotis-
schwellung

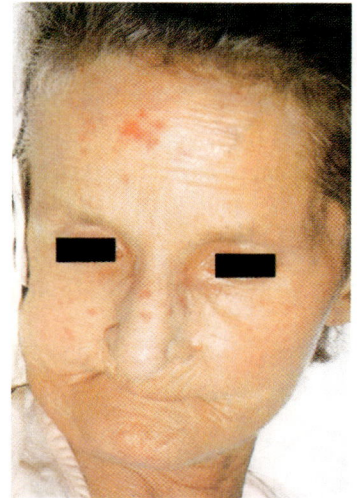 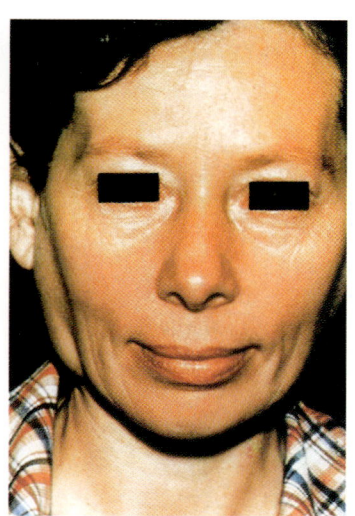

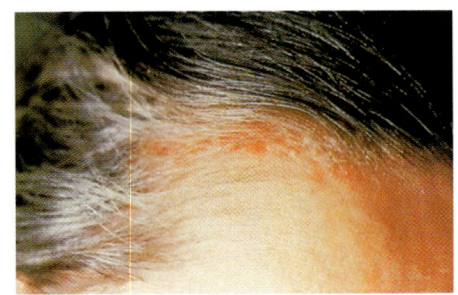

Abb. 5:
Psoriasis am Haaransatz bei
Psoriasisarthritis

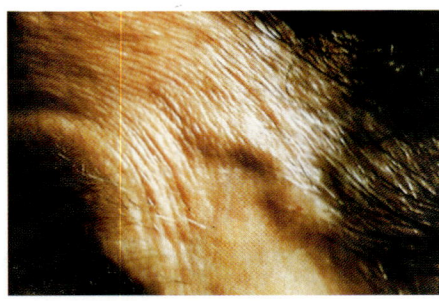

Abb. 6:
Temporalarteriitis bei Folymyalgia
rheumatica

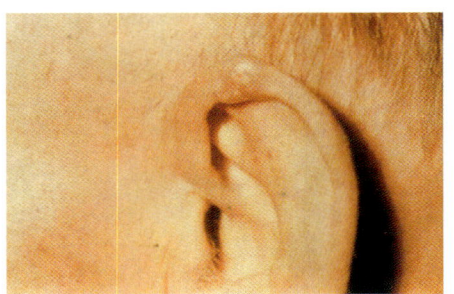

Abb. 7:
Gichttophus am Ohr bei der
Arthritis urica

liche Reaktionen mit Rötungen und Schwellungen sowie Atrophien, aber auch Haut-, Schleimhaut- und Augenveränderungen zu erkennen, die in direktem und/oder indirektem Zusammenhang mit der rheumatischen Erkrankung stehen können. Besser als eine Beschreibung der verschiedenen, inspektorisch nachweisbaren Veränderungen bzw. Krankheitssymptome vermag die Demonstration einiger Beispiele (Abb. 2 bis 33), die Bedeutung der Inspektion für die Diagnose rheumatischer Erkrankungen zu dokumentieren.

Bereits bei der Betrachtung des Gesichtes lassen sich einzelne Erkrankungen eindeutig erkennen (Abb. 2, 3, 4), doch ist eine Inspektion des ganzen Kopfes erforderlich, um bestimmte Krankheitssymptome nicht zu übersehen (Abb. 5–7).

Abb. 8:
Matratzenphänomen bei
Pannikulose

Abb. 9:
Erythema nodosum bei
Löfgren-Syndrom (akute Sarcoidose)

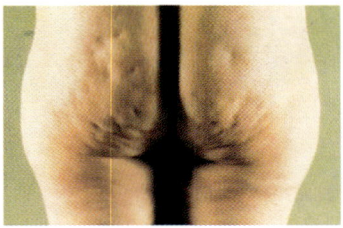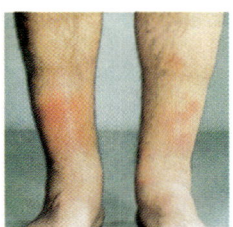

Abb. 10:
Erythema chronicum migrans am
Arm als Folge einer Infektion mit
Borrelia burgdorferi, die auch eine
Arthritis nach sich ziehen kann

Abb 11:
Nekrotisierende Vaskulitis am
Unterschenkel bei systemischem
Lupus erythematodes

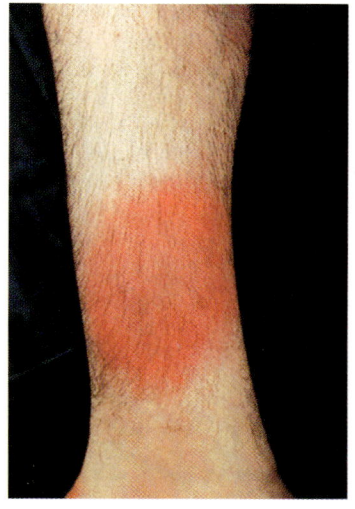
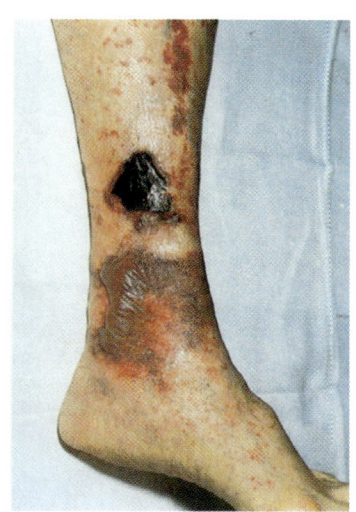

Abb. 12:
Ulzerationen am Skrotum beim
Morbus Behçet

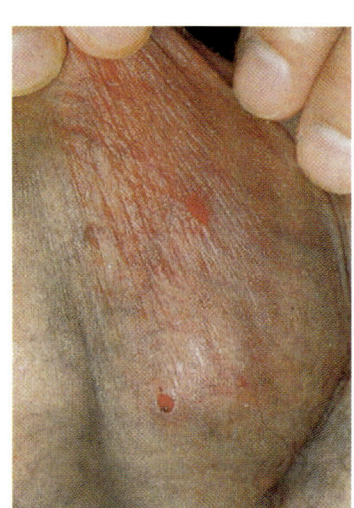

Abb. 13:
Balanitis circinata bei
Reiter-Syndrom

Abb. 14:
Urethritis bei Reiter-Syndrom

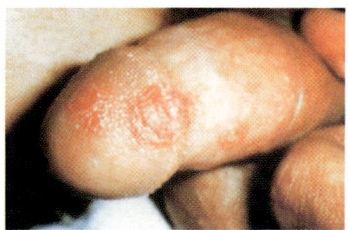
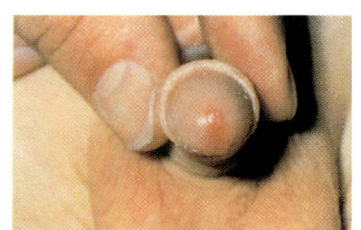

Abb. 15:
Aphthen bei Reiter-Syndrom

Abb. 16:
Glossitis beim Reiter-Syndrom

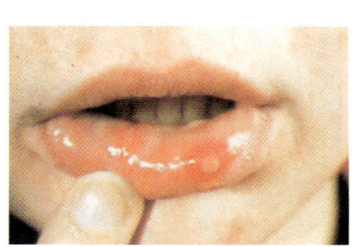
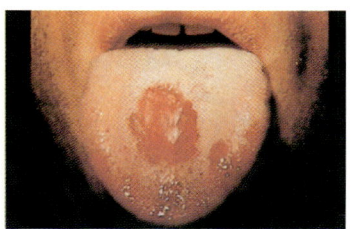

15

Selbstverständlich ist auch die gesamte Körperoberfläche einer genauen Betrachtung zu unterziehen, um bestimmte Hautsymptome zu erfassen (Abb.8-11). Auch die Schleimhäute und die Genitalien dürfen bei der Inspektion nicht vergessen werden, da sich hier Veränderungen entwickeln können, die wichtige diagnostische Hinweise auf bestimmte rheumatische Erkrankungen geben (Abb. 12–16). Das gleiche gilt von Augenveränderungen (Abb. 17–20).

Abb. 17:
Iritis bei Spondylitis ankylosans
(Morbus Bechterew)

Abb. 18:
Episkleritis bei chronischer
Polyarthritis

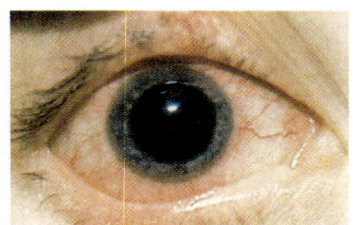 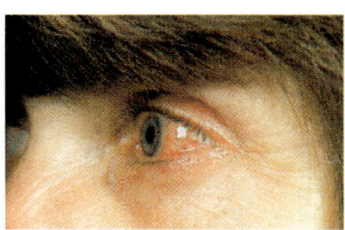

Abb. 19:
Konjunktivitis bei Reiter-Syndrom

Abb. 20:
Homogentisinsäure-Einlagerungen
in die Sklera bei Ochronose, die
auch zu degenerativen
Gelenkprozessen geführt hat

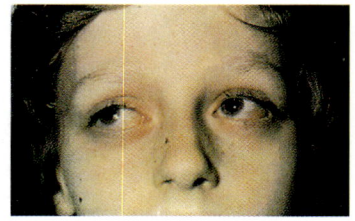 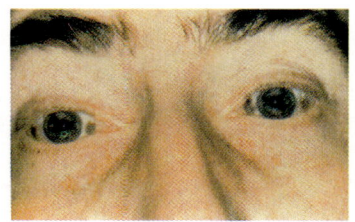

Besondere Beachtung ist natürlich den Gelenken zu schenken, wo sich entzündliche und degenerative Veränderungen oft schon inspektorisch nachweisen lassen (Abb. 21–24).

Auch Bursitiden und Tenosynovitiden können bereits bei der Inspektion erkannt werden (Abb. 25 und 26). Seltener machen Myositiden inspektorisch nachweisbare Veränderungen (Abb. 27).

Abb. 21:
Arthritis urica am Großzehengrund-
gelenk mit Rötung und Schwellung

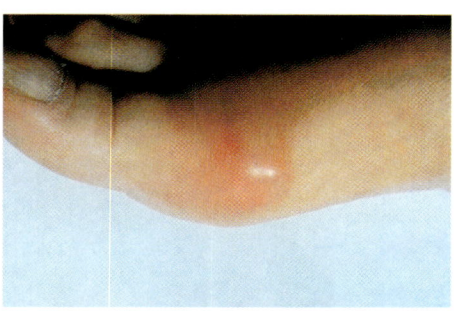

Abb. 22:
Diffuse ödematöse Schwellung im
Handgelenksbereich bei akutem
Schub einer Hydroxyapatitkrankheit

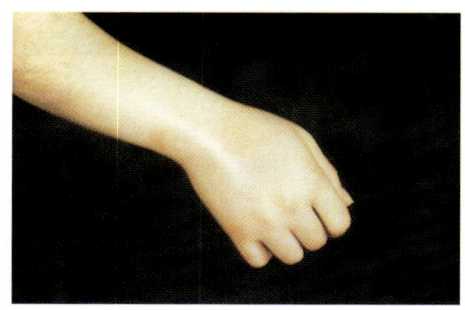

16

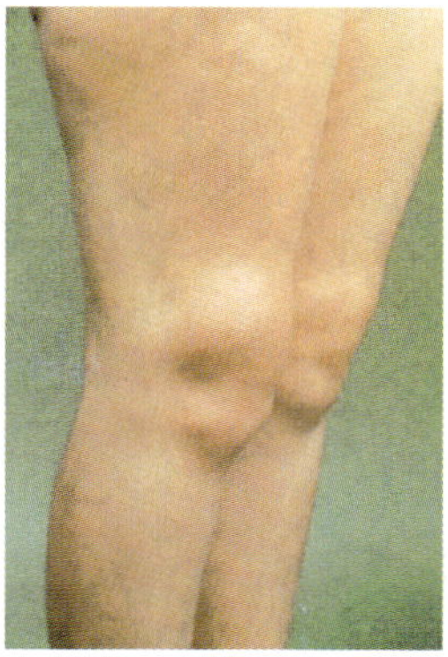

Abb. 23:
Kniegelenkschwellung durch
Gelenkerguß bei chronischer
Polyarthritis

Abb. 24:
Gelenkschwellungen der proximalen
und distalen Fingergelenke
(Heberden- und Bouchardarthrose)
sowie Subluxation im Daumen-
wurzelgelenk links bei Polyarthrose

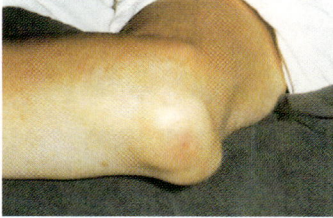
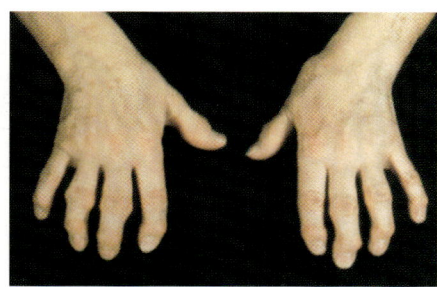

Abb. 25:
Schwellung infolge Bursitis an der
Streckseite des Ellenbogengelenkes

Abb. 26:
Schwellung des Handrückens infolge
Tenosynovitis

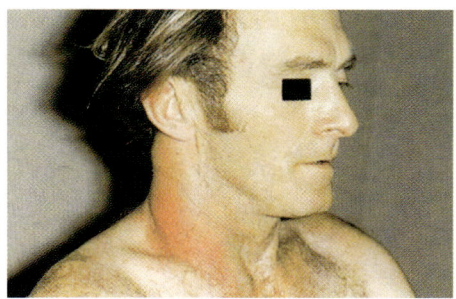
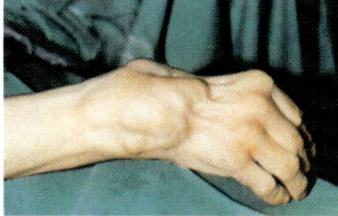

Abb. 27:
Bakterielle Myositis des Musculus
sternocleidomastoideus mit Rötung
und Schwellung

Besonders wichtig ist die inspektorische Beurteilung des Bewegungsapparates beim stehenden Patienten, die sowohl von vorn und hinten wie auch von der Seite erfolgt. Dabei werden die Kopfhaltung, die Statik der Wirbelsäule, die Symmetrie des Körpers (Schulterstand, Thoraxasymmetrie, Taillendreieck, Beckenstand, -schiefstand, vermehrte Flexion des Beckens), die Beinlängen sowie die Fuß- und Beinachsen im Stehen beurteilt (Abb. 28–31). Auch auf Veränderungen im Bereich der Hände und Füße wird geachtet (Abb. 32 und 33).

Diese Beispiele zeigen, daß bei einer Reihe rheumatischer Erkrankungen bereits aufgrund der inspektorischen Befunde eine Diagnose möglich ist. Meist sind die bei der Inspektion nachweisbaren Veränderungen Folgezustände und Begleitsymptome des rheumatischen Prozesses, doch können sie, wie das Beispiel psoriatischer und ochronotischer Affektionen erkennen läßt, auch auf die Genese der Gelenkerkrankungen hinweisen.

 Wichtigstes Ziel der Palpation ist die Lokalisation des Krankheitsprozesses im Bereich des Bewegungsapparates, wobei sowohl die Haut und das Unterhautzellgewebe wie auch der Muskel-Sehnenapparat, die Muskulatur und insbesondere die Gelenkregionen sorg-

Abb. 28:
Hohlrundrücken

Abb. 29:
Ausweichsskoliose bei Disushernie
L4/L5 rechts

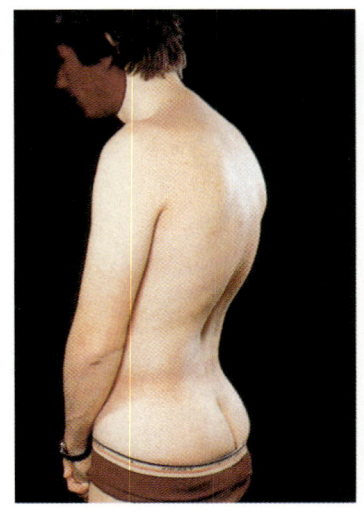
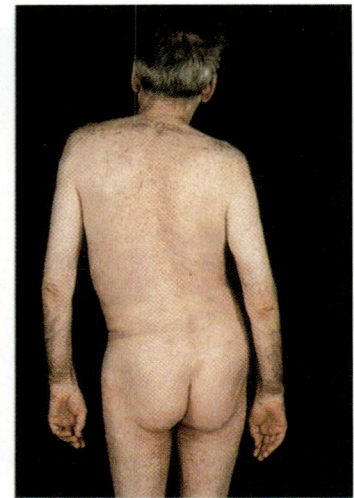

Abb. 30:
Hyperkyphose der Brustwirbelsäule
bei Spondylitis ankylosans
(Morbus Bechterew)

Abb. 31:
Schwere Genua valga bei fortge-
schrittener Gonarthrose

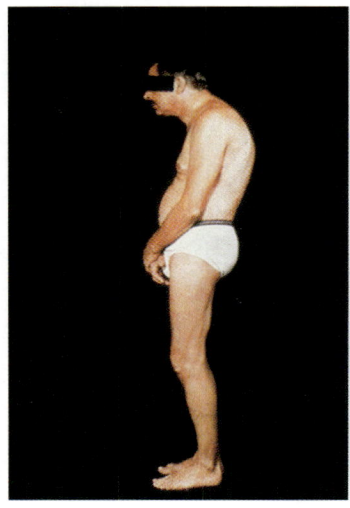
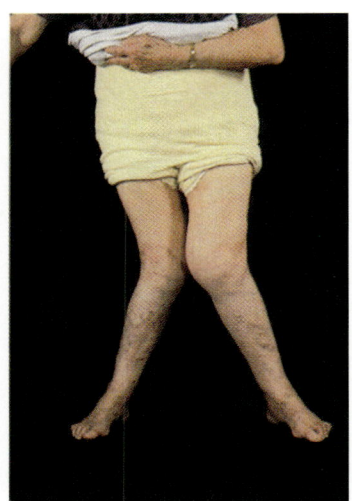

Abb. 32:
Ausgeprägte Deformierungen der
Hand- und Fingergelenke bei
chronischer Polyarthritis

Abb. 33:
Morbus Sudeck mit Atrophie und
livider Verfärbung des li. Beines

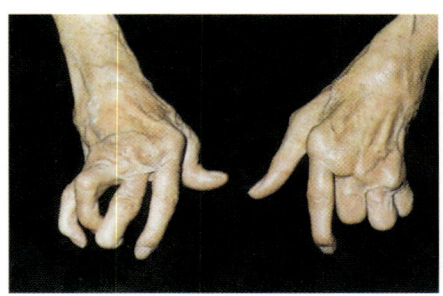
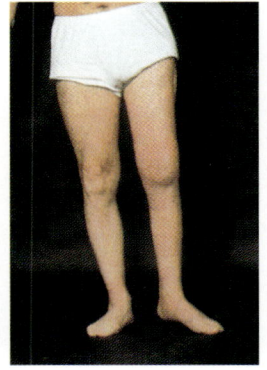

fältig zu untersuchen sind; dabei muß vor allem auf Druckdolenzen geachtet werden.

Bei der Untersuchung der Haut und des Unterhautzellgewebes können Entzündungszeichen (Überwärmung, Schwellung) nachgewiesen werden, aber auch schmerzhafte Pannikulosen und reflektorische Hyperpathien (Konsistenz des Unterhautzellgewebes, Verschieblichkeit, Roll- und Kneifschmerz) sowie Fettgewebshernien und Tumoren.

Im Bereich der Muskulatur ist der Tonus zu überprüfen und nach lokalisierten Muskelverhärtungen (»trigger points«) und Verspannungen zu suchen. Der Nachweis eines erhöhten oder erniedrigten Muskeltonus kann für den Ungeübten oft sehr schwierig sein. Zur Feststellung der Tonuserhöhung wird der Muskel in entspannter Lage, bei Verdacht auf Tonusverminderung auch im angespannten Zustand palpiert (Abb. 34). Vor allem im Bereich des Rückens kann

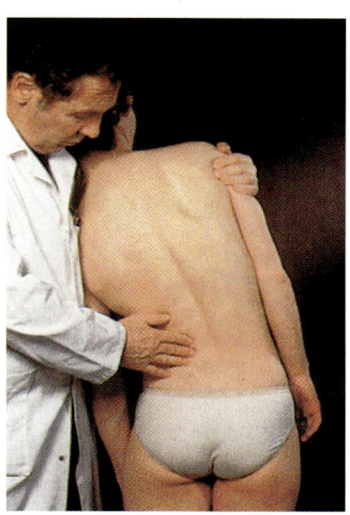

Abb. 34:
Palpation der entspannten Lumbalmuskulatur im Stehen. Durch die Seitbeugung und Anlehnung des Patienten an den Untersucher kommt es zur Entspannung der dem Untersucher zugewandten Seite der paravertebralen Lumbalmuskulatur

man häufig umschriebene Muskelverhärtungen (Myogelosen) tasten, von denen auf Druck ausstrahlende Schmerzen ausgehen können (sogenannte »trigger points«), weiterhin Tendomyosen und hypertone Muskelstränge. Auch die Feststellung von Muskelkontrakturen (z. B. Musculus rectus femoris) durch entsprechende Dehnbewegungen ist von großer Bedeutung.

Am Sehnenapparat wird vor allem der Druckschmerz im Bereich der Sehneninsertionsstellen (am Sehnen-Knochenübergang) und am Muskel-Sehnenübergang sowie im Sehnenverlauf überprüft (»tender points«), fernerhin nach Entzündungserscheinungen im Sehnenapparat wie auch an den Bursen (Prellungen, Überwärmungen) gesucht sowie das Schnappen der Sehnen oder ihr Krepitieren bei Bewegungen beobachtet. Für den Nachweis von Sehnenrissen sind oft Funktionsprüfungen erforderlich, sie entziehen sich nicht selten einer direkten Palpation.

In der schmerzhaften Gelenkregion versucht man durch die Palpation neben Entzündungszeichen (Überwärmung, Schwellung) zunächst festzustellen, ob der Prozeß artikulär, periartikulär oder ossär lokalisiert ist. Hierfür ist besonders die Lokalisation des Druckschmerzes von Bedeutung (punktförmiger oder flächenhafter Druckschmerz bestimmter Gewebsstrukturen, Schmerzempfindlichkeit abhängig von bestimmten Positionen). Neben der Lokalisation muß auch die Stärke des Druckschmerzes registriert werden, auf die die

Reaktion des Patienten hindeutet. Im einzelnen können vier Grade unterschieden werden:

1. Patient klagt über Druckschmerz
2. Patient zuckt beim Druck zusammen
3. Patient macht Ausweichbewegungen, um sich dem Druck zu entziehen
4. Patient erlaubt keine Palpation

Bei vorhandener Schwellung ist ihre Differenzierung erforderlich (Erguß, synoviale Hypertrophie, periartikuläre Schwellung, knöcherne Veränderung). Weiterhin ist auf Reiben und andere Gelenkgeräusche bei Gelenkbewegungen zu achten, die am besten palpatorisch zu erfassen sind, jedoch auch durch die Auskultation nachgewiesen werden können.

 Bei der Funktionsprüfung der Wirbelsäule und der Gelenke sind folgende Punkte zu beachten:

1. Aktive und passive Beweglichkeit
2. Bewegungsschmerz
3. Endphasenschmerz
4. Stabilität des Gelenkes bzw. der Bewegungssegmente der Wirbelsäule
5. Kraftmessungen
6. Komplexe Bewegungen (z. B. Gehen, Aufstehen, Sitzen, Greifen, An- und Auskleiden)

Der Befund ist jeweils mit der Gegenseite zu vergleichen.

Der Bewegungsumfang der Wirbelsäule wie auch der peripheren Gelenke kann grob geschätzt werden (z. B. Einschränkung bis ⅓, ⅓ bis ⅔, ⅔ bis subtotal [Ankylose] und exakter mit der sogenannten Null-Durchgangs-Methode. Bei dieser Methode wird als Null diejenige Gelenksstellung definiert, die beim aufrechten Menschen mit gestreckten herunterhängenden Armen eingenommen wird, wobei die Handflächen nach innen weisen (Abb. 35). Von dieser Null-Linie

Abb. 35:
Ausgangsstellung der Gelenke und der Wirbelsäule für die Neutral-Null oder Null-Durchgangsmethode

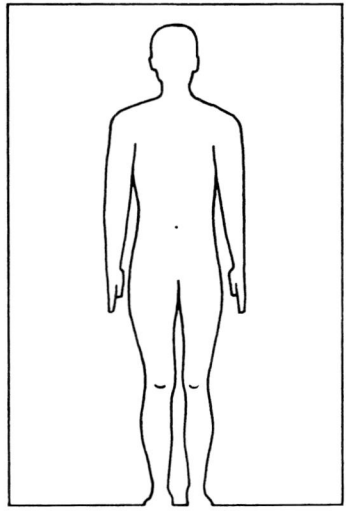

werden die Extremwerte bei Extension und Flexion, Innen- und Außenrotation sowie Ab- und Adduktion angegeben. Im Protokoll werden für jede Bewegung drei Zahlen aufgeführt, die beiden Endausschläge und die Null-Stellung. So werden z. B. bei normaler Flexion und Extension im Kniegelenk die Werte für Flexion/ Extension folgendermaßen notiert: 130/0/5° (Abb.36). Bei verminderter Flexion könnte dieser Wert lauten: 70/0/5°. Liegt eine Beugekontraktur vor, so könnte der Wert 130/20/0° betragen. Bei Ankylose in Beugestellung bei 40° würden die Werte heißen: 40/40/ 0°, bei einer Ankylose in Überstreckung von 10° 0/10/10°. Ein Erfahrener wird die Werte weitgehend schätzen, bei Begutachtungsfragen und zur Verlaufsbeobachtung sind jedoch exakte Winkelmaße erforderlich, die mit einem entsprechenden Winkelmesser gemessen werden (Abb. 37).

Abb. 36:
Prüfung der Beweglichkeit
des Kniegelenkes mit der
Neutral-Null-Methode
a = schematisch, b = am Patienten

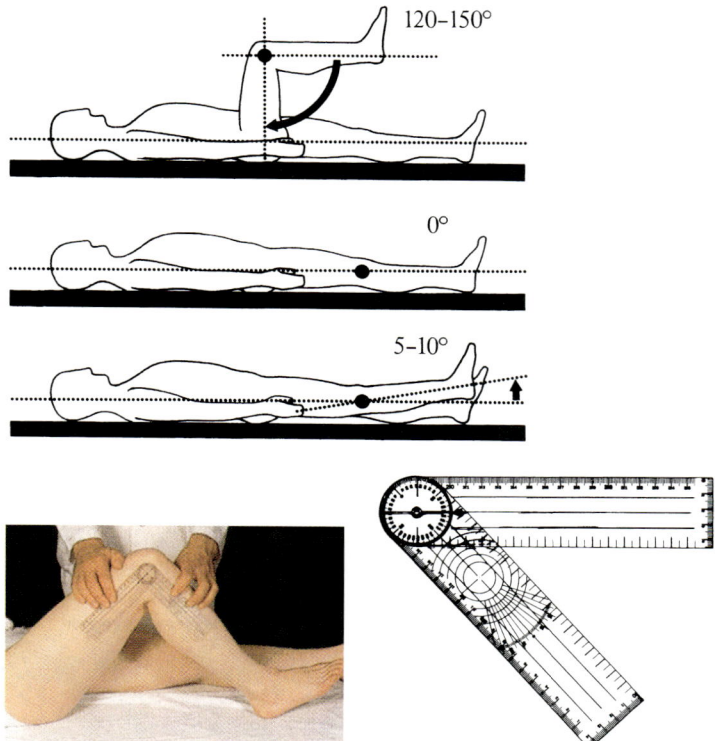

120–150°

0°

5–10°

36a

36b

Abb. 37:
Winkelmessung der Gelenk-
beweglichkeit

Bei der Prüfung der Bewegungen ist sowohl die aktive wie auch die passive Beweglichkeit festzustellen. Die aktive Bewegung ist von sämtlichen Strukturen des Bewegungsapparates (Gelenke, Sehnen, Bänder, Muskeln und Nerven) abhängig, während die passive Bewegung vorwiegend den Zustand des Gelenkes anzeigt, doch spielen auch hier noch andere Bewegungsbehinderungen (Muskelkontrakturen, Sehnenverkürzungen etc.) eine Rolle.

Die Angabe des *Bewegungsschmerzes* kann wichtige Anhaltspunkte bei entzündlichen Reaktionen im Gelenk oder der Umgebung des Gelenkes geben, jedoch kommen Bewegungsschmerzen auch bei nichtentzündlichen Erkrankungen wie Arthrosen, Gelenkchondromatosen etc. vor. Das gleiche gilt beim Endphasenschmerz, der sich in der Regel schon vor dem Bewegungsschmerz einstellt.

Die *Stabilität* eines peripheren Gelenkes wie auch der Wirbelsäule wird durch unterschiedliche Prozesse, vor allem durch Läsionen des Kapselbandapparates in Mitleidenschaft gezogen. Hierdurch können schwerste Funktionsbeeinträchtigungen hervorgerufen werden, so daß es immer notwendig ist, eine exakte Prüfung auf die Instabilität vorzunehmen. Als Beispiel zeigt Abb. 38 die Prüfung auf seitliche

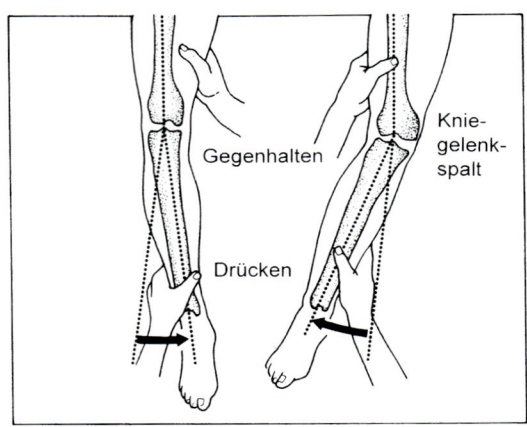

Gegenhalten

Knie-
gelenk-
spalt

Drücken

Instabilität des Kniegelenkes bei einer Innenbandläsion. Besonderes Augenmerk ist auf die Instabilität in den Bewegungssegmenten der Wirbelsäule zu richten, können doch durch solche oft übersehenen Instabilitäten schwere chronische Schmerzzustände ausgelöst werden.

Die *Kraft* ist abhängig vor allem von der Muskulatur und ihrer Innervation, aber auch vom Zustand der Gelenke, ihrer Bänder und Sehnen. Die Prüfung erfolgt in der Regel durch Widerstandsmessungen einzelner Muskeln (z. B. Musculus quadrizeps, Musculus biceps) oder von Muskelgruppen (z. B. Heben der Arme in die Horizontale, Stuhlsteigen, Aufstehen), Bewegung gegen Widerstand (z. B. Faustdruck [Abb. 39], Beugung der Ellenbogen gegen Wider-

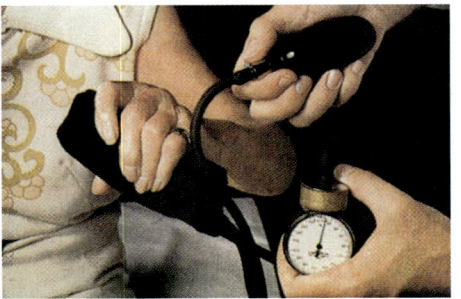

Abb. 39:
Messung der Handkraft mittels eines
Blutdruckapparates. Die Blutdruck-
manschette wird hierbei locker
aufgerollt, bis zu einem Druck von
20 mm Hg aufgeblasen und dann
vom Patienten mittels max. Hand-
druck zusammengepreßt

stand, Heben des gestreckten Beines, Aufrichten des Oberkörpers in Bauchlage etc.). Eine differenzierte Messung der Muskelkraft erfolgt durch eine Einteilung entsprechend Tab. 12.

Neben der Beurteilung von Einzelfunktionen ist auch die Feststellung komplexer Funktionsabläufe für die Beurteilung der Rheumapatienten sehr wichtig. Sie umfaßt z. B. das Gehen, das Treppensteigen, den Schürzengriff, den Nackengriff, den Zehen- und Hacken-

Tabelle 12:
Angabe der Muskelkraft
nach Kendall

5 = normal:	Voller Bewegungsumfang gegen starken Widerstand
4 = gut:	Voller Bewegungsumfang gegen mäßigen Widerstand
3 = schwach:	Voller Bewegungsumfang gegen Schwerkraft ohne Widerstand
2 = sehr schwach:	Aktive Bewegung bei aufgehobener Schwerkraft möglich
1 = Spur	Fühlbare Muskelanspannung ohne Bewegungseffekt
0 = 0	Keine Kontraktion

gang, An- und Auskleiden und weitere Funktionen des Alltags. Komplexe Bewegungsabläufe können bereits durch eine Bewegungseinschränkung in einem Gelenk, durch den Ausfall einer Muskelgruppe oder die Läsion einer Sehne bzw. eines Nerven oder einer Nervenwurzel erheblich gestört sein. In Tab. 13 sind die Alltagsfunktionen aufgezeichnet, die bei Patienten mit stärkerer Funktionsstörung überprüft werden sollen, um sich ein Bild über die Behinderung zu machen.

Selbstverständlich muß bei einer Funktionseinbuße geprüft werden, ob diese muskulär bedingt ist oder durch Läsionen im Bereich des Sehnenbandapparates hervorgerufen wird. Entsprechend wird man die Funktionen auch der einzelnen Sehnen überprüfen, um Rupturen (Bizepssehnenruptur, Ruptur der Strecksehnen der Finger, Achillessehnenruptur) zu erkennen und pathologische Prozesse im Gleitlager der Sehnen nachzuweisen (z. B. schnellender Finger, Tendovaginitis stenosans).

Auch an nervale Ursachen von Funktionsbehinderungen im Bereich des Bewegungsapparates muß immer gedacht und diese durch entsprechende Untersuchungen ausgeschlossen werden. In diesem Zusammenhang seien nur die recht häufigen radikulären Ausfallerscheinungen bei Discushernien und die peripheren Kompressionssyndrome (sog. Entrapments) genannt, wie z. B. das Carpaltunnel-Syndrom.

Tab. 13
Ergotherapeutischer
Funktionsprüfungsbogen

Ergotherapeutischer Funktionsprüfungsbogen

Datum

Unterschrift

HANDSTATUS

Name:

Vorname:

Geburtsdatum:

Beruf:

Familiengröße: Kleinkinder: _____

Wohnungsgröße: Zugang zur _____
                   Wohnung:
                              _____

Zusammenfassung:

SELBSTHILFE

FORTBEWEGUNG

HAUSHALT

BERUF

Hilfspersonen:

Gelenkschutz instruiert   ja / nein

HILFSMITTEL

dominante Hand		re	li
KRAFT (Intr. meter)			
Faustschluß			
Spitzgriff			
Greifvermögen:	2,5		
Zylinder	5		
	7,5		
	10		
	5		
Kugel	7,5		
	10		
Spitzgriff			
Lateralgriff			
Pinzettengriff			

Legende:
+ möglich   +– schwierig   – nicht möglich

Bemerkungen:

FORT-BEWEGUNG	Tätigkeit	100	75	50	25	0%	Funktions-hindernis	Maßnahmen	Legende
LIEGEN %	Hinlegen								Bett: normal/spezial
	Aufstehen								Kissen für Nacken/Füße
SITZEN %	Sitzen								Stuhl mit erhöhtem Sitz
	Aufstehen								Katapultsitz
	Absitzen								Spezialstuhl
GEHEN %	Drinnen								1 / 2 Stöcke/Maßschuhe
	Draußen								Max. Gehstrecke:
	Steigung								100% = 1 km
	Gefälle								75% = fast 1 km
	Treppe aufw.								50% = fast 500 m
	Treppe abw.								25% = 50 – 100 m
	Max. Gehstrecke								0% = unmöglich
									Rollstuhl
FAHREN %	Fahrrad								Fahrrad
	Auto lenken								Automatik/Servolenkung
	Bus/Tram								
	Zug								
	Auto mitfahren								
BERUFS-AUSÜBUNG %									ganztags
									halbtags
HOBBIES %									

HAUSHALT	Tätigkeiten	100	75	50	25	0%	Funktionshindernis	geplante Maßnahmen
KOCHEN %	Salat anrichten							
	Gemüse rüsten							
	Brot/Fleisch schneiden							
	rühren							
	Pfannen tragen							
	Schraubdeckel Flaschen öffnen							
	Konserven öffnen							
	abwaschen/abtrocknen							
HAUSHALT-PFLEGE %	Betten machen							
	Tagesreinigung							
	Großreinigung							
	Wäsche waschen							
	Wäsche aufhängen							
	Wäsche bügeln							
	Fenster putzen							
	einkaufen							
	nähen von Hand							
	nähen mit Maschine							
HAND-FERTIGKEIT %	Wasserhahn drehen							
	Lappen wringen							
	Schlüssel drehen							
	Türfalle öffnen							
	mit Schere schneiden							
	schreiben							
	telefonieren							
	Gegenstände aufheben							
	Pediküre							
	Maniküre							

SELBSTHILFE	Tätigkeiten	100	75	50	25	0%	Funktionshindernis	geplante Maßnahmen
ESSEN %	mit Messer/Gabel							
	mit Löffel							
	Trinken mit Tasse							
	Trinken mit Glas							
HYGIENE %	Dusche/Bad							
	sich waschen							
	sich abtrocknen							
	Intimpflege/WC							
	frisieren							
	Haare waschen							
	Zähne putzen							
	rasieren/make up							
KLEIDEN %	Mantel							
	Pullover/Kleid							
	Jacke/Hemd							
	Unterwäsche/BH							
	Strümpfe/Socken							
	Schuhe binden							
	Knöpfe							
	Reißverschluß							
LEGENDE zu %	100%	x					ohne Schwierigkeiten (mühelos, ohne jegliche Einschränkung)	
	75%		x				mit Schwierigkeiten (mühsam, d. h. verlangsamt durch Schmerzen oder leichte Bewegungs- einschränkung	
	50%			x			mit Hilfsmitteln (nur mit HM, Adaptationen oder Spezialgeräte	
	25%				x		mit fremder Hilfe (wobei Patient noch mit- helfen kann	
	0%					x	nicht möglich (vollständig abhängig)	

27

Messungen von Längen und Umfängen

Für die Erfassung und Objektivierung bestimmter Befunde (Muskelatrophien, Beinlängendifferenzen) sind entsprechende Untersuchungen erforderlichs auf die in den jeweiligen Kapiteln eingegangen wird.

Ablauf der Untersuchungen

Bei Patienten mit rheumatischen Erkrankungen erkennt man bereits durch sorgfältige Beobachtung bei der ersten Kontaktaufnahme die Störung wichtiger komplexer Funktionsabläufe wie die des Gehens, des Sitzens, des Aufstehens, des Ausziehens. Hierdurch kann man schon Schlüsse auf die zugrundeliegende Erkrankung und ihre Ausdehnung ziehen.

Im Rahmen der eigentlichen Untersuchung werden die einzelnen Abschnitte des Bewegungsapparates isoliert mit Hilfe der Inspektion, der Palpation und der Funktionsprüfung untersucht, wobei es zweckmäßig ist, sich ein bestimmtes Untersuchungsschema anzueignen, um einen rationellen und kompletten Untersuchungsablauf zu gewährleisten.

Im Prinzip hat es sich bewährt, zunächst die Regionen zu untersuchen, auf die sich die Beschwerden des Patienten konzentrieren. Der Ablauf der Gesamtuntersuchung kann folgendermaßen gestaltet werden:

1. Im Stehen sind besonders die Wirbelsäulenform und -funktionen sowie die Statik der unteren Extremitäten zu beachten. Jetzt überprüft man auch genauer die komplexen Funktionen der unteren Extremitäten (Gehen auch im Zehen- und Fersengang, Stuhlsteigen o. ä.).
2. Untersuchung im Sitzen mit Prüfung der oberen Extremitäten und Partialfunktionen der Wirbelsäule, insbesondere der HWS und Rotation der LWS
3. Untersuchung in *Bauchlage*
   Zur weiteren Untersuchung der Wirbelsäule einschl. der Iliosacralgelenke und des Spannungszustandes der Rücken- und Glutealmuskulatur sowie spezieller Untersuchungen der Rückseite der unteren Extremitäten (z. B. Musculus piriformis, Kniekehle, Fersenbein).
4. Untersuchungen in *Rückenlage* mit Prüfung der Kniegelenke, der Sternalregion, der Bauchmuskulatur (Aufrichtetest auch zur Feststellung einer Instabilität der Wirbelsäule) und der unteren Extremitäten.
   Gegebenenfalls Untersuchung in Seitenlage zur Prüfung des Mennellschen Zeichens und der Druckpunkte (besonders im Bereich der Trochanter major).

In diesen Untersuchungsgang wird die allgemeininternistische und die neurologische Untersuchung eingebaut, vorzugsweise bei Rückenlage des Patienten.

Die Untersuchung des Rückens

Im folgenden wird aus didaktischen Gründen die Untersuchung der einzelnen Regionen des Bewegungsapparates getrennt besprochen, doch sind die erhobenen Befunde in Beziehung zum gesamten Bewegungsapparat zu setzen.

Die Untersuchung des Rückens (Tab. 14) beginnt mit der Inspektion, bei der insbesondere die in Abb. 40 und 41 dargestellten Strukturen zu beachten sind. Durch die Inspektion können bereits sehr wertvolle Anhaltspunkte über das Vorliegen krankhafter Veränderungen erhalten werden. Besondere Beachtung verdienen hierbei die verschiedenen Fehlhaltungen und Fehlformen der Wirbelsäule, wobei erstere funktionell bedingt sind, letztere jedoch auf strukturellen Veränderungen der Wirbelsäule beruhen.

Bei der Ansicht von hinten kommen vor allem Skoliosen zur Darstellung. Hierbei kann es sich um funktionelle Skoliosen etwa durch

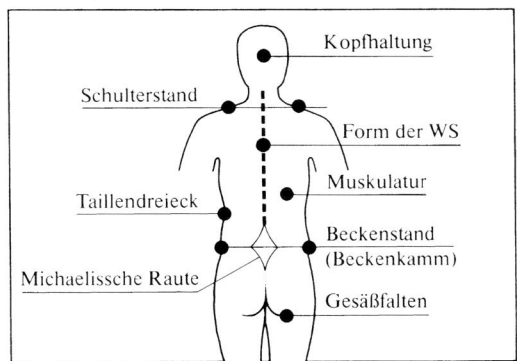

Abb. 40:
Ansicht des Körpers von hinten mit den bei der Rückeninspektion besonders zu beachtenden Partien

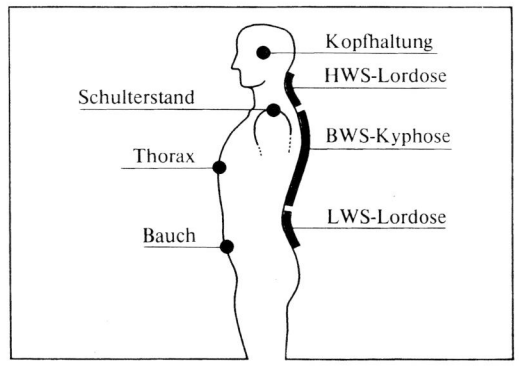

Abb. 41:
Seitliche Ansicht des Körpers mit dem bei der seitlichen Inspektion besonders zu beachtenden Partien

Tabelle 14:
Untersuchungsgang bei der
Rückenuntersuchung

Inspektion

Habitus
Haltung und Form
Muskulatur und Hautfalten
Beckenstand und Beinlängen

Funktionsprüfungen

Inklination, Reklination, Seitneigen, Torsion
  fixierte Fehlformen, Stellungsanomalien

umschrieben	hohl-rund
kyphotisch	Rippenbuckel
skoliotisch	Teilversteifung
lordotisch	Totalversteifung

Lockerungen (s. Tab. 15), Blockierungen, Fixierungen

Bewegungsausmaße
  Finger-Fußboden-Abstand
  SCHOBERsches und OTTsches Maß
  Atembreite
  Hinterkopf-Wand-Abstand
  u. a.

Bewegungsschmerz, Aufrichteschmerz

Palpation

Dornfortsätze
Druck-, Klopf-, Rüttelschmerz
Stufenbildung, Lockerung
Interspinal-Ligamente
Abscherprüfung der ISG (MENNELL)
Muskulatur (Tonus)
Haut und subkutanes Fettgewebe (Haut-Rolltest u. a.)

Neurologische Untersuchung

Reflexe
sensible und motorische Ausfallerscheinungen
(z. B. Nervenwurzelkompression)
TRENDELENBURGsches Zeichen

Beinlängendifferenzen (Abb. 43), Ausweichskoliosen infolge Discushernien (Abb. 29) oder aber um strukturelle Skoliosen (Abb. 44 und 45) handeln. Bei all diesen Skoliosen finden sich Asymmetrien, meist verbunden mit einseitigem Schulterhochstand und asymmetrischem Taillendreieck, bei Beinlängendifferenzen, auch ein Beckenschiefstand mit unterschiedlich hohen Gesäß- und ggf. auch Kniegelenksfalten (Abb. 43).

Während funktionelle Skoliosen durch echte Beinlängendifferenzen mit einer entsprechend hohen Unterlage unter den Fuß des verkürzten Beines ausgeglichen werden können und funktionelle Beinlängendifferenzen durch Beckentorsion (s. S. 51) und Kontrakturen im Hüftgelenksbereich (s. S. 90) durch entsprechende Teste erfaßt werden, erkennt man die Ausweich- und die durch strukturelle Wirbelsäulenveränderungen bedingte Torsionsskoliose recht gut beim Vorneigen des Patienten. Bei der Ausweichskoliose kommt es jetzt meist zu einer verstärkten Seitwärtsneigung, während bei der Torsionsskoliose ein Rippenbuckel bzw. -wulst und/oder ein Lendenwulst in Erscheinung tritt (Abb. 44). Von statisch kompensierter Tor-

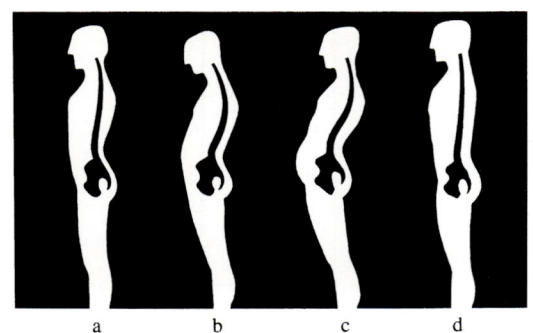

Abb. 42:
Verschiedene Fehlhaltungen der
Wirbelsäule im Vergleich zur norma-
len Wirbelsäulenhaltung
a = normale Wirbelsäulenhaltung,
b = Rundrücken,
c = Hohlrundrücken,
d = Flachrücken

a   b   c   d

Abb. 43:
Funktionelle Skoliose durch Becken-
schiefstand infolge Beinverkürzung
rechts. Durch eine entsprechende
Unterlage unter den rechten Fuß
kann die Skoliose ausgeglichen
werden

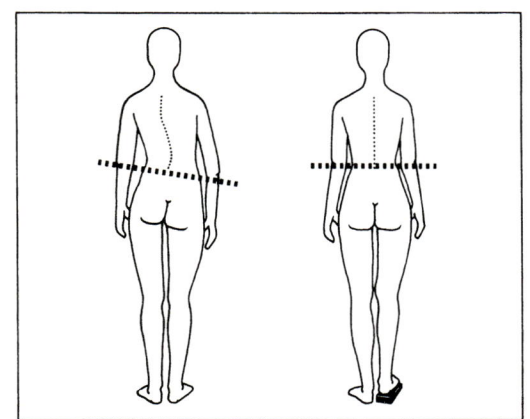

Abb. 44:
Torsionsskoliose mit Rippenbuckel
bei Vorbeugung
a = schematisch gegenüber
gesunder Vergleichsperson,
b = beim Patienten

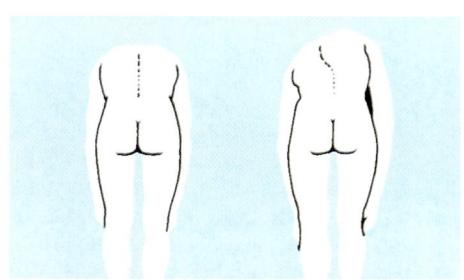

a

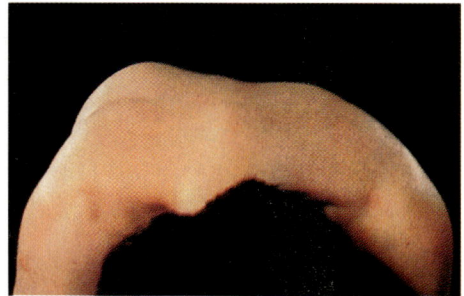

b

sionsskoliose spricht man, wenn das von der Mitte des Hinterhauptes gefällte Lot in die Rima ani fällt, von dekompensierter, wenn es lateral von hier verläuft (Abb. 45).

Bei seitlicher Betrachtung der Wirbelsäule werden Flachrücken, Rundrücken und Hohlrundrücken deutlich (Abb. 28, 30, 42), die

31

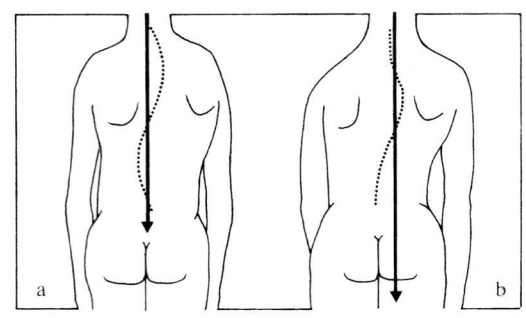

Abb. 45:
Strukturelle (Torsions-)Skoliose
a = statisch kompensiert. Das Lot
fällt von C7 in die Rima ani.
b = statisch dekompensiert, das Lot
fällt neben die Analspalte

konstitutionell bedingt sein können oder durch verschiedene Erkrankungen der Wirbelsäule (Osteoporose, Morbus Scheuermann, Spondylitis ankylosans etc.), aber auch der peripheren Gelenke (z. B. Hyperlordose der LWS durch Beugekontrakturen der Hüftgelenke) hervorgerufen werden können. Auch die das Spätstadium der Spondylitis ankylosans charakterisierende Haltung mit dem nach vorn gebeugten Kopf, der Hyperkyphose der BWS, der meist fehlenden Lendenlordose und dem Fußballabdomen wird durch die Inspektion der Wirbelsäule von der Seite aus deutlich. Infolge struktureller Läsionen, z. B. bei Wirbelkörpertuberkulose, -fraktur und angeborener Wirbelanomalie, kann auch eine umschriebene Vorbuckelung eines oder zweier Wirbelkörper als Gibbus in Erscheinung treten. Dieser Gibbus kann sehr ausgeprägt sein und schon beim bekleideten Patienten auffallen oder aber nur sehr diskret, so daß er erst durch Palpation erkannt wird. Von ihm zu unterscheiden sind der Rippen- und Lendenwulst, der durch Vorbuckelung der Rippen bzw. der Lendenmuskulatur bei einer strukturellen Torsionsskoliose zustande kommt (Abb. 44).

Selbstverständlich ist bei der Inspektion auch der Muskulatur und der Haut des Rückens Beachtung zu schenken. So wird man ausgeprägte Muskelatrophien schon inspektorisch sehr schnell erkennen können (Abb. 46), und auch die bei Zusammensinterung der Wirbelkörper insbesondere infolge Osteoporose auftretende Fältelung der Haut (sogenannter Tannenbaum) ist bei Betrachtung des Rückens kaum zu übersehen (Abb. 47). Lipome, wie sie sich besonders im

Abb. 46:
Ausgeprägte Muskelatrophien der
Schulter- und Rückenmuskulatur

Abb. 47:
Hautfältelung (»Tannenbaum«) bei
multiblen osteoporotischen Wirbel-
frakturen mit Hyperkyphose der
Brustwirbelsäule

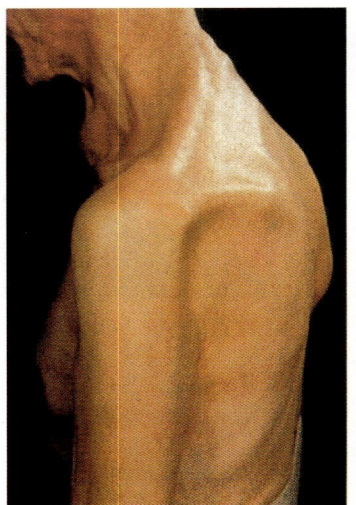
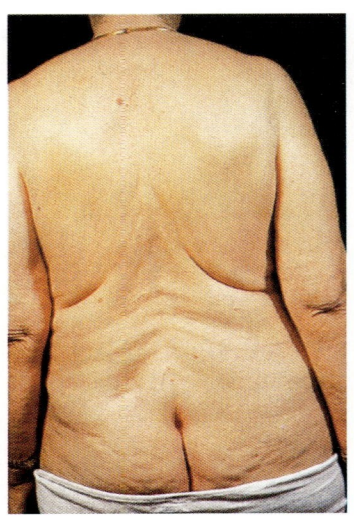

Lumbal- und Zervikalbereich finden, lassen sich ebenfalls meist bereits bei der Betrachtung erkennen.

Mit der Palpation versucht man einmal die bei der Inspektion nachgewiesenen Befunde, zum anderen inspektorisch nicht in Erscheinung tretende Veränderungen an der Wirbelsäule und den Weichteilen, insbesondere der Muskulatur, dem subkutanen Gewebe und auch der Haut zu erfassen; zudem wird hierbei die Druckschmerzhaftigkeit der Gewebsstrukturen des Rückens untersucht.

Die Palpation der Wirbelsäule selbst umfaßt lokalisierte Formänderungen, d. h. visuell nicht nachweisbare umschriebene Lordosen, Kyphosen und Skoliosen sowie Gibbus- und Stufenbildungen. Gerade die letzteren, die man bei einer Spondylolisthesis häufig findet, werden oft erst bei der Palpation erkennbar. Weiterhin prüft man mit der Palpation einen lokalisierten Druck-, Klopf- und Schüttelschmerz der einzelnen Wirbelkörper. Auch isolierte Blockierungen werden bei der Palpation mit gleichzeitiger Funktionsprüfung nachgewiesen.

Abb. 48:
Schematische Darstellung des
Ligamentum interspinosum und der
Dornfortsätze Diese Strukturen sind
jeweils auf Druckschmerzhaftigkeit
zu testen

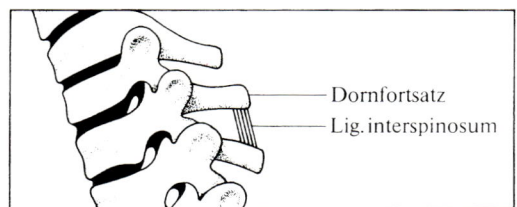

Besonders genau ist eine Druckschmerzhaftigkeit im Rückenbereich zu lokalisieren, können doch unterschiedliche Strukturen einen solchen aufweisen, wie die Dornfortsätze oder die Ligamenta interspinosa (Abb. 48), die kleinen Wirbelgelenke und schließlich die Querfortsätze (Abb. 49). Bei Fehlen des Druckschmerzes kann durch Federungs- oder Ventralisationsschmerz, der durch einen intensiven

Abb. 49:
Prüfung der Druckschmerzhaftigkeit
der Querfortsätze der
Halswirbelsäule

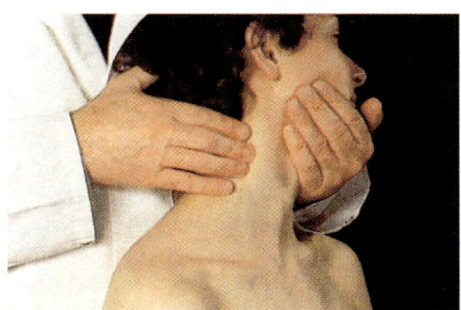

Abb. 50:
Handgriff zur Auslösung eines
Ventralisations- bzw. Federungs-
schmerzes. Der Patient liegt in
entspannter Bauchlage. Die Hand
des Untersuchers drückt ruckartig
den Dornfortsatz nach ventral

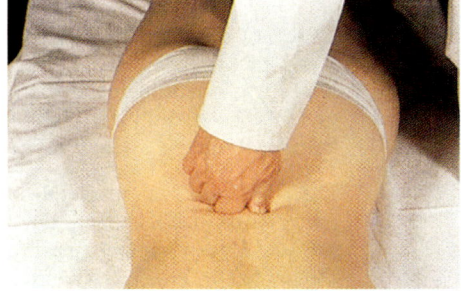

33

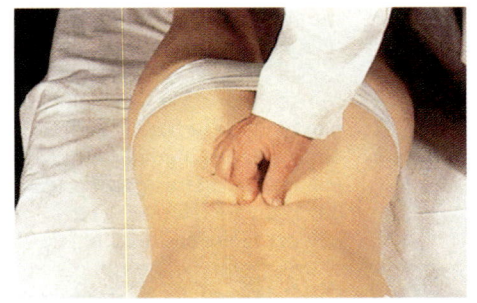

Abb. 51:
Handgriff zur Auslösung des Schüt-
telschmerzes. Die Hand des Unter-
suchers umfaßt den Dornfortsatz mit
Daumen und Zeigefinger und führt
dann Seitwärtsbewegungen des
Dornfortsatzes durch

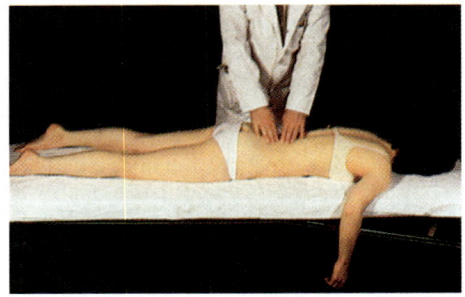

Abb. 52:
Bauchlagerung des Patienten zur
exakten Palpation von Lenden- und
Brustwirbelsäule sowie der para-
verebralen Gewebsstrukturen,
insbesondere der paravertebralen
Muskulatur

ruckartigen Druck auf den Dornfortsatz ausgelöst wird (Abb. 50), eine lokalisierte Störung in einem Bewegungssegment erfaßt werden. Besonders wichtig ist auch die Prüfung des Schüttelschmerzes im LWS-Bereich (Abb. 51), der häufig einziges Zeichen einer segmentalen Lockerung ist.

Bei der Prüfung der Muskulatur, die jeweils im entspannten Zustand erfolgen muß (Bauchlage, [Abb. 52] oder Entspannung durch Beugung nach der zu prüfenden Seite [Abb. 34]), ist der recht häufig vorhandene Hypertonus der Muskulatur von einem Hypotonus und von lokalisierten Myogelosen (»trigger points«) bzw. Myosen zu unterscheiden. Muskelverspannungen finden sich besonders häufig in der Schulter-Nacken-Region und in der paravertebralen Muskulatur des thorakolumbalen Übergangs und im Lumbalbereich (Abb. 53). Häufig ist die verspannte Muskulatur deutlich druckschmerzhaft, zumindest finden sich lokalisierte Druckpunkte, die meistens den Ansatzstellen der Muskulatur entsprechen, wie dieses etwa am Ansatz des Erector trunci der Fall ist. Auch die Ansatzpunkte der nuchalen Muskulatur können druckempfindlich sein. Zu suchen ist nach isolierten druckschmerzhaften Stellen, in deren Bereich auch kleine walzenförmige Verdickungen tastbar sind und von denen bei Druck ein ausstrahlender Schmerz und gelegentlich auch ein sichtbares Zucken des Muskels und der Haut (twitch response) ausgehen kann (sogenannte »trigger points«).

Exakt zu unterscheiden von den muskulären Druckschmerzen ist eine Druckschmerzhaftigkeit, die durch Wirbelsäulenveränderungen, wie etwa Irritationen der kleinen Wirbelgelenke, zustande kommt und nur bei bestimmten Positionen wie etwa bei Rotation und gleichzeitiger Beugung z. B. im HWS-Bereich nachweisbar wird.

Das subkutane Fettgewebe des Rückens ist auf seine Konsistenz, auf einen Roll- und Kneifschmerz, eine lokalisierte Druckempfindlichkeit und Überwärmung zu prüfen, wie auch auf fibrolipomatöse Verdickungen im Praesakralbereich (Copemansche Knötchen, Abb. 54).

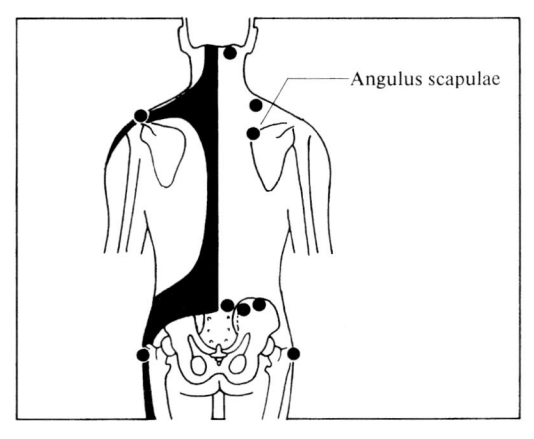

Abb. 53:
a = Lokalisation von Tendomyosen
und häufigste druckschmerzhafte
Punkte im Bereich des Rückens und
des Trochanter majors,
b = Lokalisation schmerzhafter
Druckpunkte am Ansatz der Gluteal-
muskulatur. Die einzelnen Druck-
punkte geben häufig eine Irritation
bestimmter Wirbelsäulensegmente an

Angulus scapulae

a

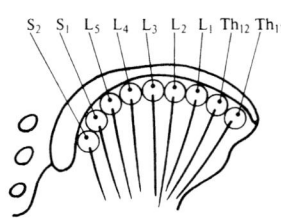

S_2 S_1 L_5 L_4 L_3 L_2 L_1 Th_{12} Th_{11}

b

Konsistenzvermehrungen finden sich auch lokalisiert in verschiedenen Bindegewebszonen bei Erkrankungen der inneren Organe. Solche Veränderungen sind durch verschiedene Palpationsgriffe erkennbar (z. B. Kibblersche Hautfalte). Hiervon zu unterscheiden sind lokalisierte Muskelverspannungen, die bei internen Erkrankungen als Ausdruck viszeromotorischer Reflexe auftreten können.

Abb. 54:
Copemansche Knötchen

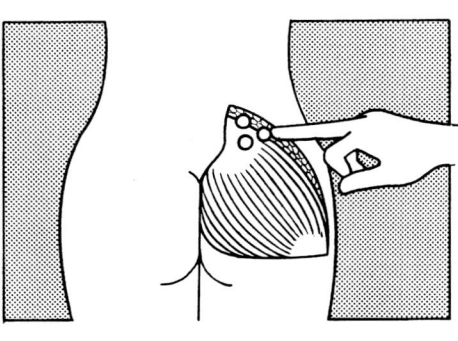

Abb. 55:
Radikuläre Schmerzausstrahlung
bei Läsionen verschiedener
Nervenwurzeln

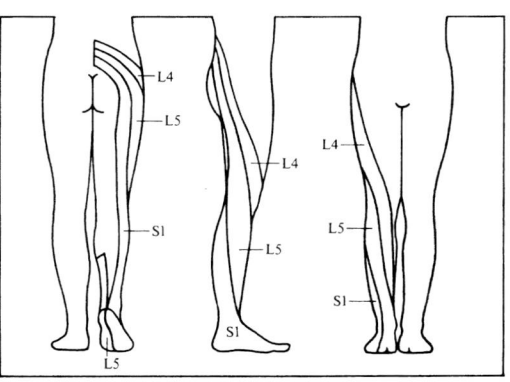

L4
L5
L4
L4
S1
L5
L5
S1
L5
S1
L5

35

Im Hautbereich des Rückens finden sich nicht selten hyperästhetische Zonen, die durch viszerokutane Reflexe entstehen können (Headsche Zonen). Auch durch Irritationen der kleinen Wirbelgelenke und der Nervenwurzeln können Hyper- und Hypästhesien im Rückenbereich ausgelöst werden. Ihre Lokalisation ist bei den radikulären Schmerzzuständen streng segmental (Abb. 55), bei den pseudoradikulären dagegen nicht streng an die Segmente gebunden (Abb. 56). Ausstrahlende Schmerzen findet man nicht nur bei den ra-

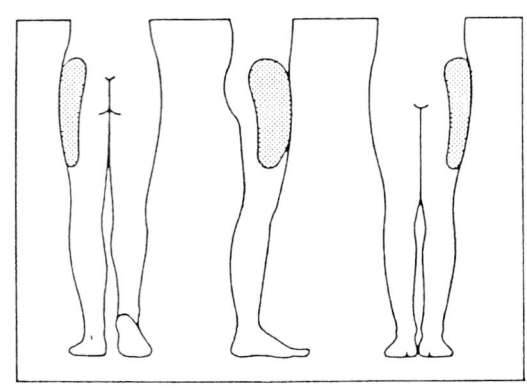

Abb. 56:
Beispiel einer pseudoradikulären
Schmerzausstrahlung

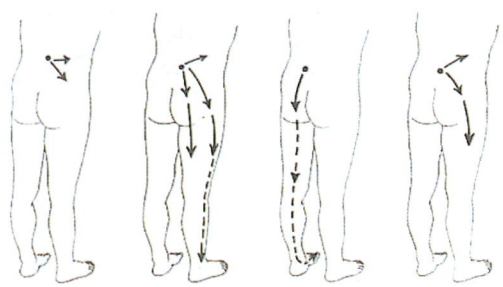

Abb. 57:
Verschiedene Möglichkeiten der
Ausbreitung pseudoradikulärer
Schmerzen

dikulären, sondern auch bei den pseudoradikulären Irritationen (Abb. 57), so daß durch die Angabe solcher Schmerzen eine sichere Differenzierung oft nicht möglich ist.

 F Sehr wichtig sind die Funktionsprüfungen der Wirbelsäule, mit denen einmal die aktive und passive Beweglichkeit der verschiedenen Abschnitte des Achsenorgans erfaßt werden, die uns andererseits auch Auskunft über die Auslösung von Schmerzzuständen durch bestimmte Bewegungen geben.

Abb. 58:
Fixierte Streckhaltung der LWS bei
der Spondylitis ankylosans (Morbus
Bechterew), die bei Flexion beson-
ders deutlich in Erscheinung tritt. Im
Hintergrund Vergleichsperson

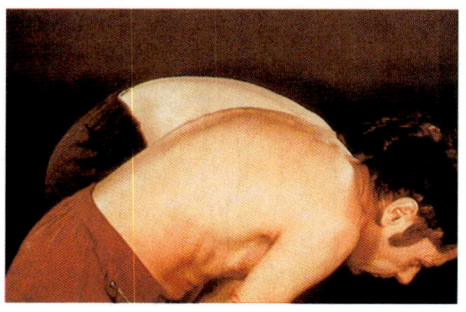

Einen orientierenden Überblick über die wichtigsten Funktionen der Wirbelsäule erhält man durch die Prüfung der verschiedenen Bewegungen, wie maximale Flexion, Hyperextension, Seitbeugung der gesamten Wirbelsäule sowie bei Kopf- und Rumpfdrehungen. Hierbei wird oft schon erkennbar, welche Wirbelsäulenabschnitte besonders betroffen sind (Abb. 58). Man wird aber jeweils auch die verschiedenen Abschnitte der Wirbelsäule isoliert untersuchen, da sich lokale Störungen in einem Bewegungssegment auch auf weitere Abschnitte der Wirbelsäule auswirken und diskrete Veränderungen z. B. im Rahmen von Systemerkrankungen bei orientierenden Untersuchungen übersehen werden können.

Neben der Beobachtung der Bewegungsbehinderung der Wirbelsäule ist auch die Schmerzauslösung durch die Bewegung zu beachten. Die bewegungsabhängige Schmerzangabe gibt Hinweise auf die Lokalisation des Prozesses in einem Bewegungssegment, wobei durch die gleichzeitige Palpation evtl. die vom Krankheitsprozeß betroffenen Strukturen (kleine Wirbelgelenke, Ligamente, Muskeln und Muskelansätze) exakt zu erfassen sind.

Im Rahmen der Funktionsprüfungen sind durch bestimmte Stellungen der Wirbelsäule auch häufig Haltungsanomalien, insbesondere strukturelle Skoliosen durch die dann stärker in Erscheinung tretenden Abweichungen (Rippenbuckel, Lendenwulst [Abb.44]) deutlicher erkennbar, aber auch lokalisierte Blockierungen, Fixierungen und Fehlhaltungen ebenso wie muskuläre Insuffizienzen.

Wegen des engen Zusammenhangs der Wirbelsäule mit nervalen Strukturen ist bei jeder Wirbelsäulenaffektion eine sorgfältige neurologische Untersuchung mit Prüfung der Motorik, der Sensibilität und der Reflexe unerläßlich.

Nachweis charakteristischer Wirbelsäulensyndrome

Durch verschiedene Erkrankungen der Wirbelsäule können charakteristische Symptome auftreten, die vertebralen und vertebragenen bzw. spondylogenen Syndrome.

Das *vertebrale Syndrom* ist oft auf ein Bewegungssegment beschränkt und durch drei Veränderungen gekennzeichnet:

1. Lokalisierte Haltungsveränderungen (lokalisierte Kyphose, Lordose, Skoliose, Streckhaltung)
2. Segmentale Funktionsstörungen (Blockierung, Fixierung, Lockerung)
3. Reaktive Veränderungen in den benachbarten Weichteilen (Insertionstendinosen, Ligamentosen, Tendomyosen, Myogelosen »trigger points«)

Während man die umschriebenen Haltungsveränderungen durch die Inspektion oder – wie die reaktiven Weichteilveränderungen – durch die Palpation recht gut erfassen kann, bereitet die aus therapeutischen Gründen sehr wichtige Feststellung der segmentalen Funktionsstörung oft große Schwierigkeiten. Bei einer subtilen Funktionsanalyse sind jedoch Fixierungen und Blockierungen einzelner Bewegungssegmente meist zu erfassen. Besonders im HWS-Bereich und den ISG-Gelenken sind hierzu allerdings spezielle Untersuchungstechniken erforderlich (s. S. 39 und 52).

1. Schüttel- und Federungsschmerz der Dornfortsätze
2. Aufrichteschmerz
3. Segmentaler Paraspinal- und Querfortsatzschmerz
4. Segmentaler Rotationsschmerz
5. Nachtschmerz und frühmorgendlicher Schmerz
6. Nachlassen der Schmerzen bei Bewegung
7. Belastungsabhängige Ausstrahlung der Schmerzen in die Extremitäten
8. Schmerzlinderung bei Fixierung des betreffenden Wirbelsäulenabschnittes (Stützkorsett, Halskragen)

Die abnorme Lockerung (Instabilität) eines Bewegungssegmentes löst verschiedene Symptome aus, die in Tab. 15 zusammengefaßt sind. Bei jedem Verdacht auf eine Hypermobilität sind diese Punkte zu beachten, allerdings sind oft nur wenige der aufgeführten Befunde positiv.

Vertebragene oder spondylogene Syndrome treten oft gemeinsam mit einem vertebralen Syndrom auf. Durch die unmittelbare Beziehung der Bewegungssegmente zum Nervensystem (insbesondere Rückenmark und Nervenwurzeln) sowie zu den Blutgefäßen (Arteria vertebralis) sind bei allen Wirbelsäulenerkrankungen zahlreiche sekundäre Irritationserscheinungen möglich, die mit dem Sammelbegriff »vertebragene oder spondylogene Krankheitsbilder« bezeichnet werden. Die krankhaften Störungen im Bewegungssegment können auf nervalem oder vasalem Weg fortgeleitet werden und damit Fernsymptome auslösen, die sich klinisch in einer bunten Vielfalt von sensiblen, motorischen, vaskulären und vegetativen Störbildern äußern. Im Prinzip lassen sich folgende vertebragene Symptome unterscheiden:

1. Weichteilrheumatische Affektionen (Tendomyosen und Insertionstendinosen – oft als Kettentendinosen mit den entsprechenden Insertionstendinosen an einer Extremität; Trigger points)
2. Pseudoradikuläre Syndrome
3. Neurogene Syndrome, wobei meduläre, radikuläre und vegetative Kompressionssyndrome voneinander zu trennen sind
4. Vaskuläre Syndrome mit intermittierenden zerebralen Durchblutungsstörungen

Die Untersuchung der verschiedenen Wirbelsäulenabschnitte

Untersuchung der Halswirbelsäule

Bereits bei der Inspektion kann man nicht selten Fehlhaltungen und Fehlformen der HWS erkennen. Besonders auffällig ist der Schiefhals, der sich vor allem im Rahmen eines vertebralen Syndroms mit Blockierung entwickelt, aber auch andere Ursachen haben kann (Abb. 59).

Fehlhaltungen in Form einer Streckhaltung der HWS oder geringfügiger Kyphosierung sind meist nur röntgenologisch erkennbar. Am ehesten ist visuell noch eine Hyperkyphose im cervicothorakalen Übergang zu erfassen.

Abb. 59:
Tortikolis spasticus (Schiefhals)

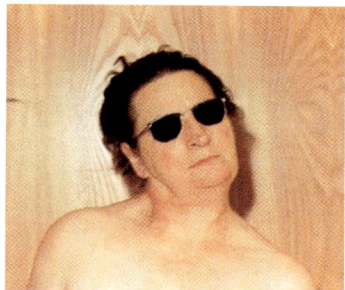

Wichtigstes Ziel der Palpation ist die Lokalisation von Schmerzpunkten im Bereich der HWS selbst und der Nacken-Schultermuskulatur. Besonders häufig findet sich ein Druckschmerz im Bereich der Querfortsätze der Wirbelkörper (Abb. 49), doch können auch die kleinen Wirbelgelenke, deren Untersuchung von vorne und hinten möglich ist, druckempfindlich sein.

Die genaue Lokalisation irritierter kleiner Wirbelgelenke im HWS-Bereich ist in der Regel nur durch Kombination von Palpation und Funktionsprüfung möglich (Abb. 60), mit der man auch ein Krepitieren tasten kann. Die Muskulatur weist nicht selten palpatorisch nachweisbare Muskelverspannungen sowohl in den paravertebralen Strukturen wie auch im Bereich des Trapezius und der Musculi scaleni auf. Seltener finden sich hier isolierte Druckpunkte, wobei eine Differenzierung gegenüber druckschmerzhaften Nervenstämmen schwierig sein kann.

Die Bewegungsausmaße der HWS sind jeweils bezüglich Flexion und Extension, Seitneigung und Rotation zu prüfen. Die normalen Bewegungsausmaße sind aus Abb. 61 zu entnehmen.

Besonders wichtig ist die Funktionsprüfung der HWS zum Nachweis von Irritationen im Bereich bestimmter Bewegungssegmente. So ist es beispielsweise durch die Kombination einer Flexion mit der Rota-

Abb. 60:
Lokalisation eines irritierten kleinen
Wirbelgelenkes der Halswirbelsäule
durch Kombination von Palpation
und Funktionsprüfung
(schematisch)

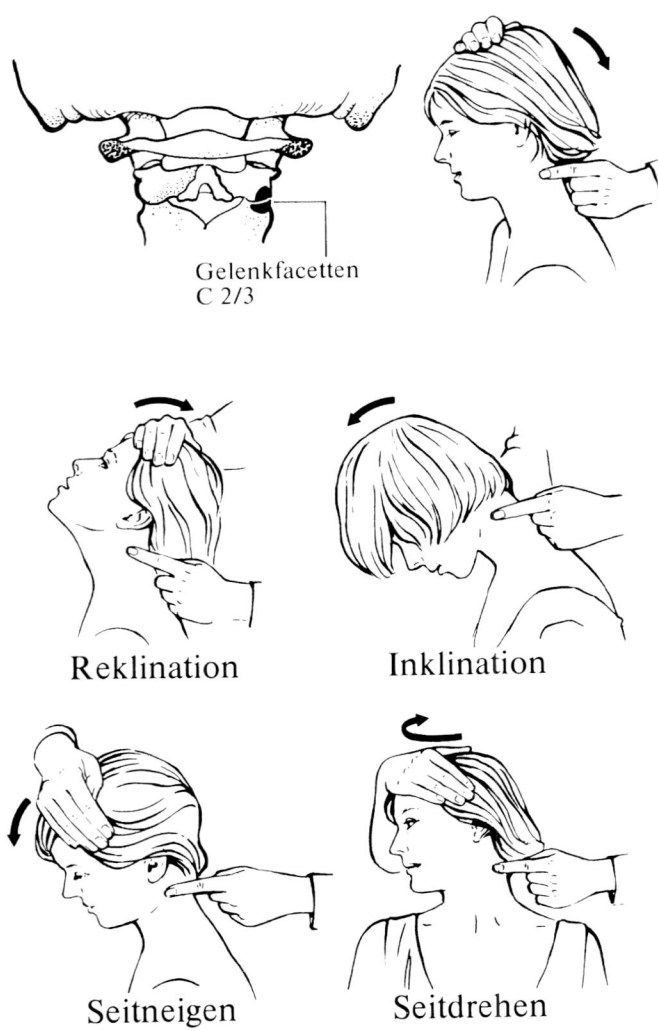

Gelenkfacetten
C 2/3

Reklination   Inklination

Seitneigen   Seitdrehen

tion möglich, die Funktion der Kopfgelenke zu erfassen. Durch eine gleichzeitige sorgfältige Palpation lassen sich dann auch Irritationszonen recht gut nachweisen (Abb. 62 a und b). Für die Verlaufsuntersuchung hat es sich als vorteilhaft erwiesen, zusätzlich bestimmte Maße anzugeben, wie z. B. den Kinn-Jugulum-Abstand zur Messung des gesamten Bewegungsausmaßes der Halswirbelsäule in der Sagittalebene (Abb. 63), weiterhin den Tragus-Acromio-Clavicular-Gelenksabstand, der das Ausmaß der Seitneigung der HWS angibt, und den Kinn-Acromio-Clavicular-Gelenkabstand, der vom Ausmaß der Rotationsmöglichkeiten der HWS abhängt. Weiterhin kann die sogenannte Flèche (franz. la flèche = der Bogen) bestimmt werden, d. h. der Abstand zwischen Hinterhaupt und Wand bei einem an eine Wand gestellten Patienten (Abb. 64).

Pathologische Werte des letztgenannten Testes ergeben sich besonders bei fixierten Hyperkyphosen der BWS mit gleichzeitiger Bewegungseinschränkung der HWS, wie dies oft bei der Spondylitis ankylosans der Fall ist.

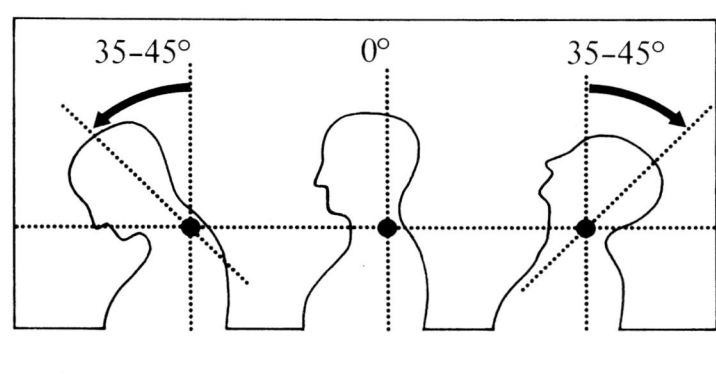

a

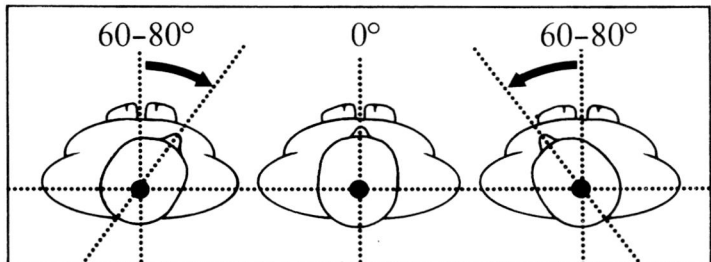

b

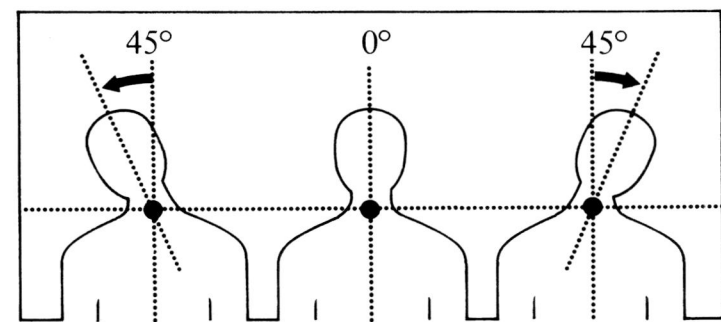

c

Irritationen im HWS-Bereich einschließlich Discushernien können sich auch durch einen Fersenfallschmerz oder – bei der Palpation – durch den Stauchungsschmerz manifestieren. Während bei dem ersteren der auf den Zehen stehende Patient sich auf die Fersen fallen läßt, wird der zervikale Kompressionsschmerz durch vertikalen Druck der über die hintere Kopfpartie gefalteten Hände ausgelöst.

Bei allen Erkrankungen des HWS ist darauf zu achten, ob zusätzlich vertebragene Syndrome vorhanden sind, die sich meist in Form pseudoradikulärer oder ausstrahlender weichteilrheumatischer (Kettentendinosen), vaskulärer, seltener radikulärer Syndrome (z. B. erst bei Funktionsprüfungen und/oder neurologischer Untersuchung) äußern. Oft weisen schon anamnestische Angaben (Schwindelzustände, Ohrensausen, Tränenträufeln, Kopfschmerzen, ausstrahlende Schmerzzustände in die Arme) auf solche vertebragenen Syndrome hin. Durch bestimmte Bewegungen können sie dann evtl. ausgelöst werden, wobei darauf zu achten ist, daß zu ihrer Manifestation oft kombinierte Bewegungen (z. B. Flexion und Rotation) erforderlich sind.

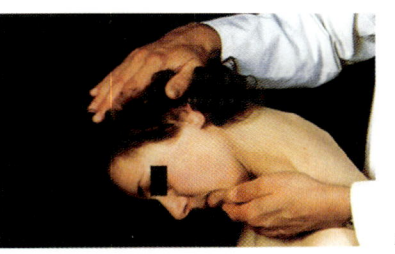

a

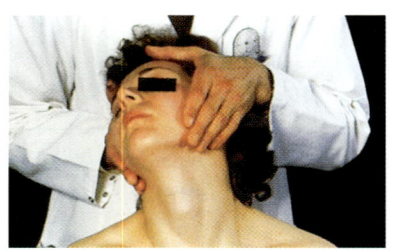

b

Abb. 62:
Kombinierte Bewegungen der
Halswirbelsäule zur Erfassung von
lokalisierten Bewegungsstörungen
a) die Funktion der Kopfgelenke wird
durch Drehung des maximal
gebeugten Kopfes getestet. Hierbei
sind die übrigen Abschnitte der HWS
weitgehend fixiert
b) Prüfung der Beweglichkeit der
mittleren und unteren HWS

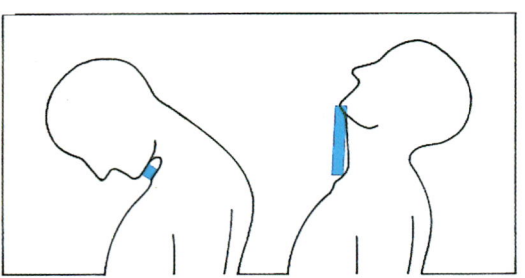

Abb. 63:
Kinn-Jugulum-Abstand bei extremer
Reklination und Flexion der
Halswirbelsäule

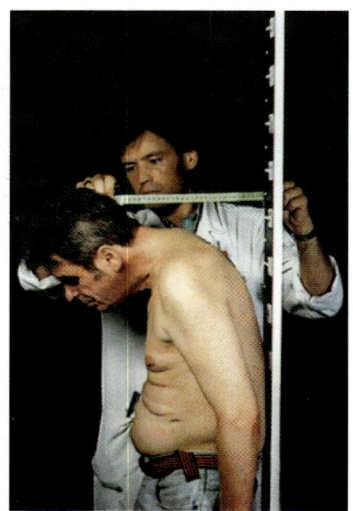

Abb. 64:
Bestimmung der Flèche. Der mit
Rücken und Hacken an der Wand
stehende Patient versucht mit dem
Hinterhaupt die Wand zu erreichen.
Der hierbei gemessene minimale
Abstand zwischen Occiput und Wand
wird als Flèche bezeichnet.

Untersuchung der Brustwirbelsäule

Die Untersuchung der BWS sollte im Zusammenhang mit dem Thorax und dem Schultergürtel erfolgen, da häufig funktionelle Zusammenhänge zwischen den drei Regionen bestehen, wobei pseudoradikuläre Brachialgien sich auch bei Läsionen im oberen BWS-Bereich entwickeln .

Am häufigsten finden sich Fehlhaltungen und Fehlformen der Wirbelsäule in Form des Rundrückens (Abb. 30, 65, 66), seltener der Skoliose und der Kombination in Form einer Kyphoskoliose. Bei den letztgenannten Veränderungen sind auch Thoraxasymmetrien mit Rippenbuckel und Schulterasymmetrien erkennbar (Abb. 67). Während der Rippenbuckel als Folge der Torsionsskoliose der Wirbelsäule auftritt, können auch durch Veränderungen des Thoraxskelettes z. B. infolge einseitiger Pleuraschwielen, eines Zustandes nach Thoraxoperation, multipler Rippenfrakturen o. a. sekundäre Deformierungen der Wirbelsäule und des Rückens entstehen. Muskellähmungen können ebenfalls Asymmetrien hervorrufen. Genannt sei die einseitige Abhebung des Schulterblattes (Scapula alata) bei einseitiger Lähmung der Nervus serratus.

Abb. 65:
Hyperkyphose der Brustwirbelsäule
beim Morbus Scheuermann

Abb. 66:
Hyperkyphose der oberen BWS bei
Osteoporose und Wirbelfrakturen.
Beachte auch die Haut-
veränderungen (Tannenbaum)

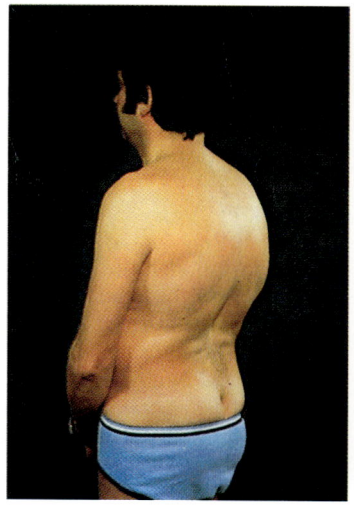
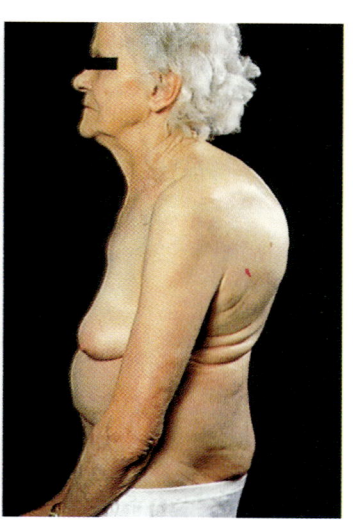

Abb. 67:
Ausgeprägte strukturelle (Torsions-)
Skoliose mit Rippenbuckel rechts
und Schulterhochstand links. Beach-
te die Asymmetrie der Hautfalten
und der Taillendreiecke

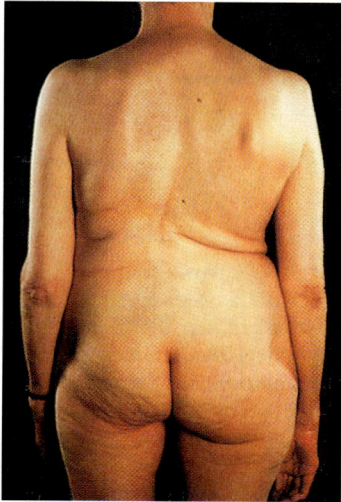

Die Palpation dient vor allem der Erfassung von Druck- und Schmerzpunkten im Bereich der Dornfortsätze, Querfortsätze, der Wirbelbogengelenke, der Costotransversalgelenke, der segmentalen Rückenmuskulatur, der Intercostalmuskulatur und der am Schulterblatt ansetzenden Muskelgruppen. Selbstverständlich ist darüber hinaus die Erfassung von Stufen- und Gibbusbildungen durch genaue Palpation der Wirbelsäule wie Prüfung des Schüttel- und Klopfschmerzes erforderlich. Bezüglich der Palpation der ventralen Thoraxpartien s. S. 56.

Bei der Funktionsprüfung muß vor allem festgestellt werden, ob eine Kyphose fixiert oder nicht fixiert ist. Hierzu wird der Patient aufgefordert, den Rumpf nach vorne zu beugen und dann nur den Oberkörper aufzurichten. Bei der nichtfixierten Kyphose kommt es zu einer Streckhaltung der BWS, während bei der fixierten Kyphose diese weiterhin sichtbar bleibt (Abb. 68).

Abb. 68:
Untersuchungsmethode zur Feststellung der Beweglichkeit der Brustwirbelsäule.
a) normalerweise wird die BWS-Kyphose beim Aufrichten des Oberkörpers des nach vorngebeugten Patienten ausgeglichen
b) bei einer fixierten Kyphose kommt dieser Ausgleich nicht zustande

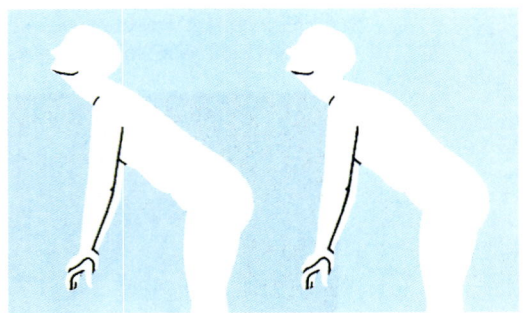

Weiterhin müssen die Atembewegungen analysiert werden, da sie Rückschlüsse auf eine Störung der Beweglichkeit der Costovertebral- und Costotransversalgelenke, darüber hinaus selbstverständlich auch über intrathorakale Ursachen der Funktionsbehinderung geben. Als globales Maß der Thorax-Exkursion dient die Messung der Atembreite in maximaler Inspiration und Exspiration in Mamillarhöhe, darüber hinaus können diese Maße auch in tieferen Thoraxabschnitten (subscapulär und im Bereich der unteren Thoraxappertur) erhoben werden (Abb. 69). Die genaue Messung der Beweglichkeit

Abb. 69:
Messung der Atembreite subscapulär, im Bereich der unteren Thoraxappertur und in Mammillarhöhe

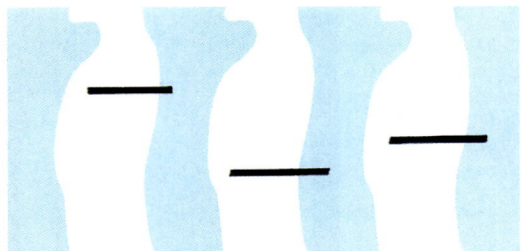

der BWS, vor allem für gutachterliche Fragen erfolgt in Kombination mit der Messung der LWS-Beweglichkeit (s. S. 45). Für die Entfaltbarkeit der BWS bei Flexion dient das Ottsche Maß (oberer Schober), bei dem vom Dornfortsatz des 7. Halswirbelkörpers (Vertebra prominens) aus eine 30 cm lange Strecke nach unten beim stehenden Patienten abgemessen und dann festgestellt wird, wie stark sich diese bei maximaler Beugung der BWS verlängert. Normal beobachtet man eine Verlängerung von 2–3 cm. Verlängerungen von 1 cm oder weniger sind sicher pathologisch.

Untersuchung der Lendenwirbel- säulen

Lumbalgien zählen bekanntlich zu den häufigsten Erkrankungen in der ärztlichen Praxis. Deshalb ist die Kenntnis der Untersuchung der Lendenwirbelsäule und der begrenzenden Partien von besonderer klinischer Bedeutung.

Fehlhaltungen und Fehlformen der Lendenwirbelsäule lassen sich bereits bei der Inspektion recht gut erkennen (Abb. 42, 44, 67). Auch ihre Ursachen wie z.B. eine fehlerhafte Statik (Abb. 43) oder ein schmerzreflektorisches Symptom (Abb. 29) können bereits bei der Inspektion festgestellt werden. Strukturelle Skoliosen mit ausge- prägter Torsion werden hingegen vom Unerfahrenen nicht selten übersehen und erst bei der Röntgenuntersuchung sichtbar. Deswegen ist es sehr wichtig, nicht nur auf die Symmetrie des gesamten Rückens einschl. der Schultern und der Taillendreiecke, sondern auch auf einen Lendenwulst zu achten. Eine verstärkte Lendenlordo- se ist besonders bei Frauen normal, ist aber häufig auch ein Zeichen einer Spondylolisthesis, Folgeerscheinung einer verstärkten Brust- wirbelkyphose oder einer Beugekontraktur der Hüften. Stufenbil- dungen infolge Spondylolisthesis entgehen häufig der Inspektion und werden erst beim Palpieren offenbar. Das gleiche gilt für lokali- sierte Blockierungen oder Fixierungen.

Die Palpation dient vor allem im Zusammenhang mit der Funktions- analyse der Erfassung der so häufigen vertebralen Symptome im LWS-Bereich, d. h. lokaler, visuell nicht nachweisbarer Haltungsän- derungen und segmentaler Bewegungsstörungen, weiterhin zum Nachweis reaktiver weichteilrheumatischer Prozesse.

Isolierte weichteilrheumatische Veränderungen in Form von Muskel- verspannungen und Insertionstendinosen sind palpatorisch durch den Nachweis des Muskelhartspanns und der Druckempfindlichkeit an der Sehneninsertion erfaßbar. Hierbei ist zu betonen, daß sich Störungen in den Bewegungssegmenten L1-S1 häufig durch eine Irritation am Ansatz der Glutealmuskulatur mit einer hier lokalisier- ten Druckschmerzhaftigkeit darstellen (Abb. 53). Irritationen kleiner Wirbelgelenke müssen ebenfalls durch eine sorgfältige Palpation in verschiedenen Stellungen der Wirbelsäule nachgewiesen werden. Eine Hypermobilität in einem Bewegungssegment wird bei der Pal- pation vor allem bei Prüfungen des Ventralisations- und des Schüttel- schmerzes erkennbar.

Die meist im unteren Lumbalbereich lokalisierten Copemanschen Knötchen sind ebenfalls der Palpation zugänglich, ebenso die selte- nen Entrapments der Nervi clunii. Sowohl inspektorisch wie auch palpatorisch können schließlich Lipome als Ursache eines Kreuz- beinsyndroms erfaßt werden. Sie lokalisieren sich meist über der un- teren LWS.

F

Die normale Beweglichkeit der Lendenwirbelsäule, die meist ge- meinsam mit der Beweglichkeit der Brustwirbelsäule geprüft wird, geht aus den Abb. 70 a bis c hervor. Flexion, Extension und Lateral- flexion werden im Stehen, die Rotation zur Fixierung des Beckens im Sitzen überprüft. Zur Messung der Entfaltbarkeit der LWS bei Flexion dient das Schobersche Maß, bei dem vom Dornfortsatz des 5. LWK nach oben l0 cm abgemessen werden und die Verlängerung dieser Strecke beim gebückten Patienten bestimmt wird. Normaler- weise ergibt sich eine Differenz von 4–5 cm (Abb. 71). Weniger als

Abb. 70
Messung der Winkelmaße von
a = Extension,
b = Seitneigung,
c = Rotation von Brust- und Len-
denwirbelsäule mit der Null-Durch-
gangs-Methode.
Die Flexion wird am besten durch
das Ottsche und Schobersche Maß
sowie den Finger-Bodenabstand
bestimmt (Abb. 71). Letzterer ist
aber auch von der Beweglichkeit der
Hüftgelenke und der Dehnbarkeit
der ischiocruralen Muskulatur
abhängig.

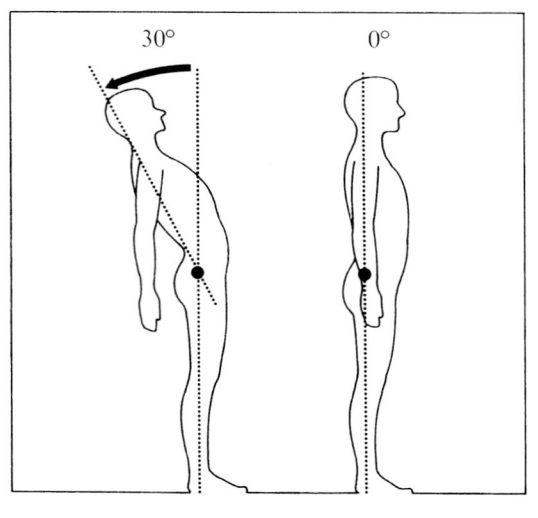

a

b

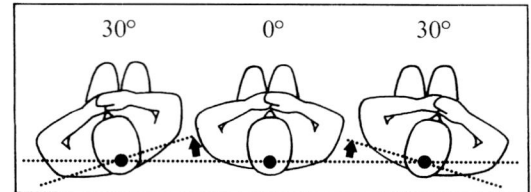

c

3 cm sind hier als sicher pathologisch anzusehen. Auch der Finger-Bodenabstand (Abb.71) ist z.T. ein Maß für die Flexionsfähigkeit der LWS, doch hängt er auch sehr stark von der Beweglichkeit der Hüftgelenke und der Dehnbarkeit der ischiocruralen Muskulatur ab.

Bei der Funktionsprüfung der LWS ist insbesondere auf die häufigen lokalisierten Blockierungen und Fixierungen zu achten. In Abb. 72 ist ein Beispiel einer partiellen Blockierung dargestellt, die sich vorwiegend bei der Seitbeugung manifestierte. Hypermobilitäten werden im Rahmen der Funktionsdiagnostik vor allem beim Aufrichte-Test aus liegender Haltung (Abb. 73) oder beim vorgebeugten Patienten (Abb. 74a und b) erkennbar. Bei einer Instabilität ist das Aufrichten aus liegender Haltung wegen der auftretenden Schmerzen nicht oder nur mit Mühe möglich, beim Aufrichten aus vorgebeugter Haltung nutzt der Patient wegen der Schmerzhaftigkeit im LWS-Be-

Abb. 71:
Bestimmung des Finger-Bodenab-
stands sowie des Schoberschen und
Ottschen Maßes

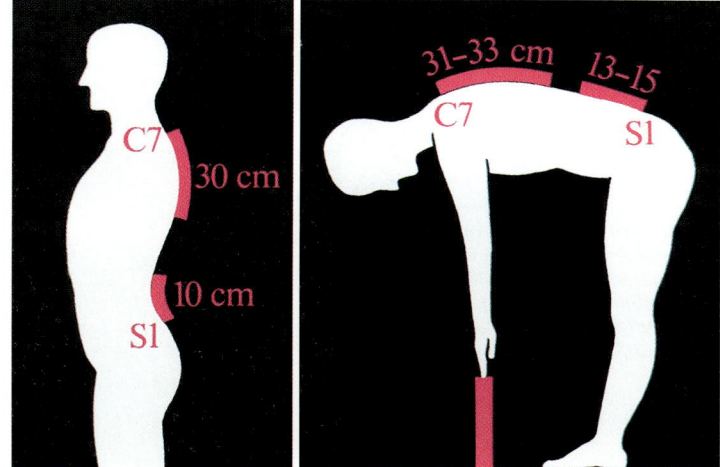

Abb. 72:
a) Blockierung im thoraco-
lumbalen Übergang bei Lateralfle-
xion nach links. Es ist hierbei eine
deutliche Knickbildung der Wirbel-
säule erkennbar
b) Harmonische Krümmung der
Wirbelsäule bei Lateralflexion
nach rechts

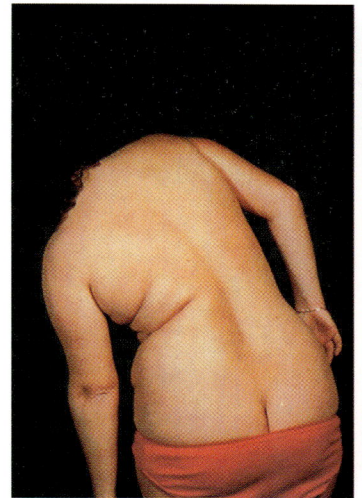
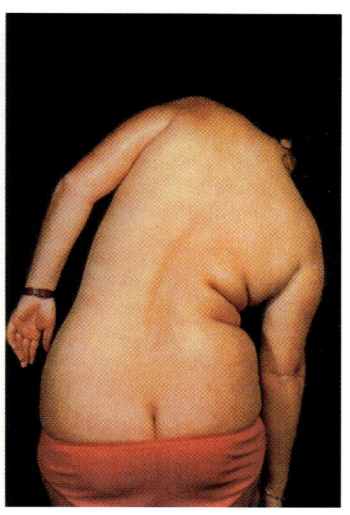

a   b

Abb. 73:
Aufrichtetest beim liegenden
Patienten

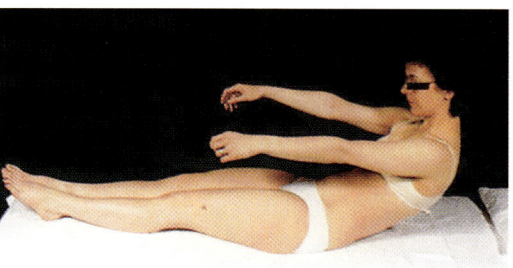

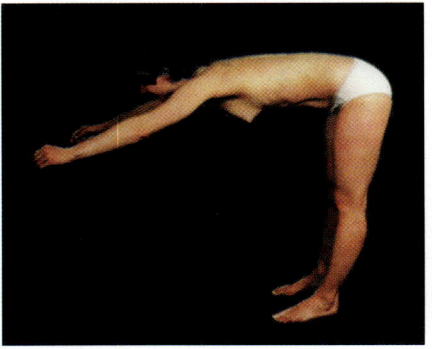

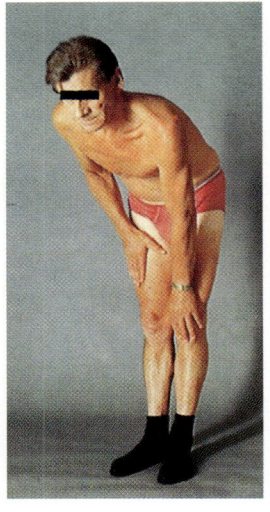

Abb. 74:
Aufrichtetest beim stehenden Patienten. Während der Gesunde sich ohne Schwierigkeiten aus vorgebeugter Haltung auch mit nach vorn ausgestreckten Armen aufrichten kann (a), muß ein Patient mit einer Affektion der Wirbelsäule vor allem im LWS-Bereich die Arme beim Aufrichten zur Hilfe nehmen (b)

a

b

Abb. 75:
Reklinationstest der Wirbelsäule. Bei der dargestellten Prüfung der Reklination werden bei Veränderungen im LWS-Bereich (z. B. Discushernien, Irritation der kl. Wirbelgelenke) häufig lokalisierte und ausstrahlende Schmerzen angegeben

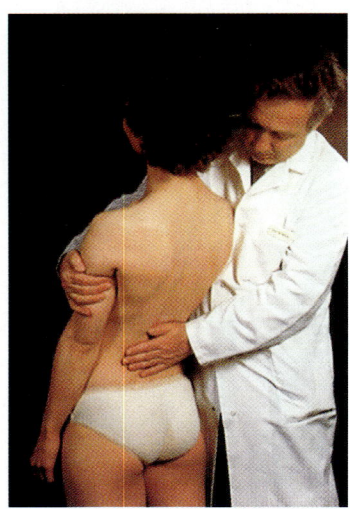

reich die Arme zur Abstützung. Bei der Reklination (Abb. 75) werden Irritationen an den hinteren Wirbelregionen einschl. der kleinen Wirbelgelenke erkennbar, ebenfalls bei Rotationen, die auch kombiniert mit Flexion und Reklination geprüft werden können. Wie bei der Untersuchung der Halswirbelsäule ausführlich dargestellt, kann durch die gleichzeitig durchgeführte Palpation noch eine exaktere Lokalisation irritierter Gewebsstrukturen möglich werden.

Selbstverständlich ist auch bei Affektionen der Lendenwirbelsäule wie im Halswirbelsäulenbereich sehr sorgfältig nach vertebragenen Syndromen (pseudoradikuläre und radikuläre Syndrome, weichteil-rheumatische Syndrome im Beckenbereich und den unteren Extremitäten) zu achten, fernerhin die Kraft der Streckmuskulatur wie auch der Bauchmuskulatur durch entsprechende Tests zu überprüfen.

Untersuchung der Kreuzdarmbein- und Beckenregion

Infolge ihrer besonderen anatomischen Struktur und ihrer Funktion bedürfen die Kreuzdarmbeingelenke einer isolierten Erwähnung. Diese früher untersuchungsmäßig oft vernachlässigten Gelenke sind nicht selten die Ursache unterschiedlicher Schmerzzustände, weshalb ihre exakte Untersuchung und auch diejenige der benachbarten Gewebsstrukturen von großer Wichtigkeit ist (Tab. 16). Im Bereich

Tabelle 16:
Untersuchungen bei Affektionen
der Iliosacral-Gelenke
nach Wagenhäuser

Inspektion
1. MICHAELIS-Raute
2. Ausladende Hüfte
3. Gesäßhälfte dorsal ausladend
4. Glutäalfalte – Analfalte
5. Statische Verhältnisse

Beckenschiefstand
1. Palpation von Beckenkamm-Spinae
2. Beinlängenmessung
   Horizontal   = Beinlängen gleich
                   Becken ausladend = Skoliose
   Gleichmäßige   = Beinlängenunterschied
   Kippung   Becken zur langen Seite verschoben
                   Skoliose zur Seite des kürzeren Beines

Beckenverwringung
1. Diskrepanz Spina iliaca superior anterior und posterior
   Tiefere Spina iliaca posterior = Glutäalfalte tiefer,
                                    Gesäß dorsal vorgewölbt,
                                    Bein nach außen rotiert
2. Vorlaufphänomen auf blockierter Seite
3. Variable Beinlängendifferenz
4. Pseudo-LASÈGUE auf blockierter Seite
5. Palpation:
   M. iliacus (verspannt)
   Mm. adductores (druckschmerzhaft)   } auf blockierter Seite
   M. glutaeus maximus (hypoton)
   M. piriformis (verspannt)
6. Hyperabduktionstest (4er-Zeichen) schlechter auf blockierter Seite
7. MENNELL-Prüfung (positiv auf blockierter Seite)
8. Passive Hüftgelenksflexion (schlechter auf blockierter Seite)
9. Palpation von Spina iliaca posterior und Tuber ischiadicum bei Anheben des Beines (Beweglichkeit der ISG)
10. Spezielle Teste

Spezielle Untersuchung
1. Bänderteste bei Hypermobilität
   Ligamentum iliolumbale
   Ligamentum sacroiliacale
   Ligamentum sacrotuberale
2. Palpation der Irritationszone am ISG und an der Symphyse
3. Ventralisationsteste
4. Rektal- bzw. Vaginaluntersuchung

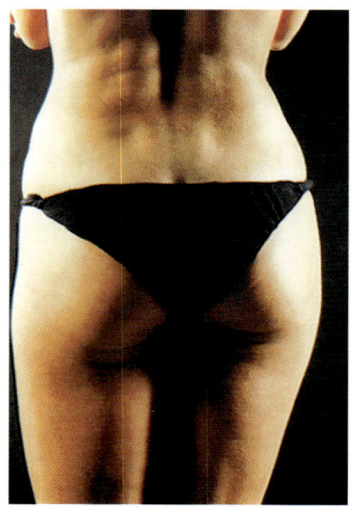

Abb. 76:
Asymmetrie der Michaelischen
Raute und der Gesäßfalten bei
Beckentiefstand durch Bein-
verkürzung links

des Beckens finden sich in Abhängigkeit von Wirbelsäulen- oder auch Hüftgelenksprozessen häufig pathologische Veränderungen, die ebenfalls zu lang anhaltenden Schmerzsyndromen führen können.

Häufig fallen Asymmetrien im Sinne eines Beckenschiefstandes mit asymmetrischer Michaelischer Raute und ungleichen Gesäßfalten auf (Abb. 76). Auch ein unregelmäßiges Relief des Gesäßes infolge Muskelatrophie (z. B. bei Hüftgelenksprozessen) wird nicht selten

Abb. 77:
Topographie der ischiocruralen
Muskulatur
a = oberflächliche Muskelgruppen
b = tiefe Muskelgruppen

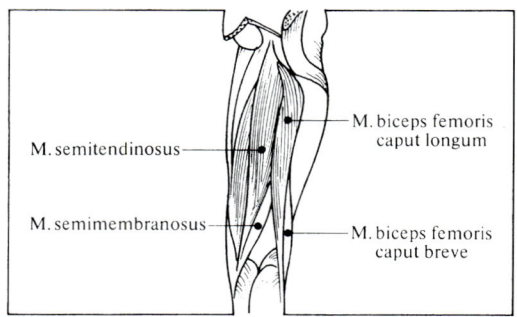

M. semitendinosus

M. semimembranosus

M. biceps femoris
caput longum

M. biceps femoris
caput breve

a

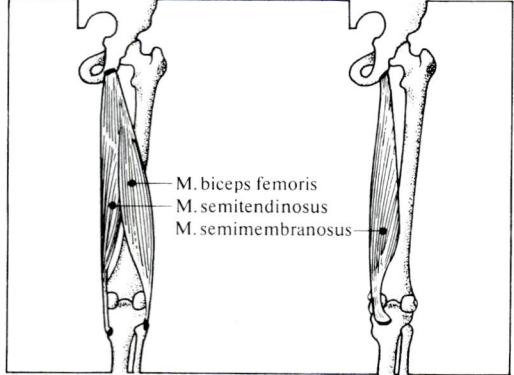

M. biceps femoris
M. semitendinosus
M. semimembranosus

b

beobachtet. Gelegentlich sind die Muskelatrophien besser im Liegen zu erkennen, wenn die Muskulatur maximal erschlafft ist. Eine verstärkte Beckenkippung mit Tiefertreten der Symphyse – häufig durch eine Flexionskontraktur in den Hüftgelenken verursacht – läßt sich an der Hyperlordose der LWS vermuten.

Bei der Palpation ist vorwiegend auf die Druckschmerzhaftigkeit der Iliosacralgelenke zu achten, die sich vor allem bei entzündlichen Prozessen, aber auch bei Blockierungen findet. Bei Coccygodynien ist es wichtig, das Steißbein von außen und rektal auf Druck- und Bewegungsschmerz zu untersuchen. Nicht vergessen sollte man im Beckenbereich die Palpation der sehr häufigen tendomyotischen Druckpunkte, vor allem am Ansatz der Glutealmuskulatur am hinteren Becken, wobei aufgrund der Lokalisation der Schmerzhaftigkeit auch Rückschlüsse auf die irritierenden Strukturen im LWS- und Sacralbereich möglich sind (Abb. 53 b); auch die Beckenmuskulatur und die ischiocrurale Muskulatur (Abb.77a und b) sind einer genauen Untersuchung zu unterziehen, finden sich doch hier häufig druckschmerzhafte Verspannungszustände und Insertionstendinosen. Als Beispiel sei das Piriformissyndrom genannt, das durch eine Druckschmerzhaftigkeit am Ansatz des Musculus piriformis besonders bei Innenrotation gekennzeichnet ist (Abb.78a und b). Die

Abb. 78:
Nachweis eines Piriformissyndroms.
Die Druckschmerzhaftigkeit des
Musculus piriformis wird bei dem in
Bauchlage liegenden Patienten bei
Innen- und Außenrotation des
Hüftgelenkes geprüft. Beim Pirifor-
missyndrom findet sich ein starker
Druck-, evtl. auch Spontanschmerz,
vor allem bei Innenrotation des
Hüftgelenkes

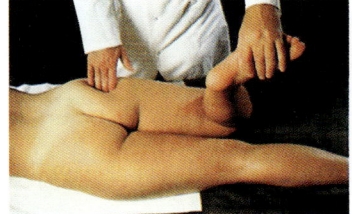
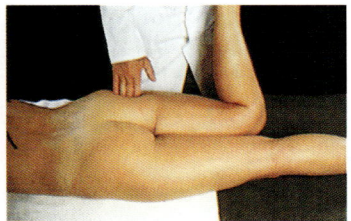

Irritation des ilio-lumbo-sacralen Bandapparates (Abb.79a bis c) erfolgt im Rahmen der Funktionsprüfung Schließlich ist die Prüfung der Druckempfindlichkeit im vorderen Anteil des Beckens für die rheumatologische Untersuchung wichtig, vor allem im Hinblick auf Affektionen der Symphyse (Druckschmerz) und Insertionstendinosen, die sich besonders an der Spina iliaca anterior superior, an den Adduktoren-Ansätzen, am Os ischii und natürlich an den Trochanteren nachweisen lassen (Abb. 80). Die Prüfung der Druckschmerzhaftigkeit des Os ischii, wie sie sich oft bei Insertionstendinitiden im Rahmen der seronegativen Spondarthritiden finden, ist aus Abb. 81 ersichtlich.

Auch die nicht seltenen Kompressionssyndrome des Nervus cutaneus femoris lateralis, des Nervus ilio-inguinalis und des Nervus iliohypogastricus sind meist durch lokalisierte Druckschmerzen an den Durchtrittsstellen dieser Nerven durch die Muskulatur in der Leistengegend gekennzeichnet (Abb. 82), wobei der Druck häufig auch Parästhesien im Versorgungsgebiet auslöst. Bezüglich des Leistendruckschmerzes s. auch Hüftregion.

Die Funktionsprüfungen beziehen sich vor allem auf eine bewegungsabhängige Schmerzauslösung im Bereich der Iliosacralgelenke und der Bänder im Beckenbereichs ferner auf Motilitätsstörungen der Iliosacralgelenke sowie eine Beckentorsion und Beckenfehlstellung.

Abb. 79:
Provokationstest für die Prüfung der
Lig. ilio-lumbale, sacrotuberale und
sacro-iliaca-dorsalia.
a) Provokationstest für das Lig. ilio-
lumbale: Die Prüfung erfolgt durch
eine reine Adduktionsbewegung des
im Hüft - und Kniegelenk um 90°
gebeugten Beines bei Rückenlage
des Patienten. Auf den rechtwinklig
gebeugten Oberschenkel wird ein
Druck in Längsrichtung ausgeübt,
um das Becken auf der Unterlage zu
fixieren. Dann wird das Lig. ilio-
lumbale durch eine Adduktion des
Oberschenkels angespannt. Nach
längerer Adduktion wird bei irritier-
tem Ligament eine Schmerzausstrah-
lung in die Hüft- und Oberschenkel-
region beobachtet
b) Provokationstest für das Lig.
sacrotuberale. Auch hierbei wird das
Bein im Hüft- und Kniegelenk bei
Rückenlage des Patienten jeweils um
90° gebeugt. Zur Banddehnung wird
der Oberschenkel anschl. maximal
gebeugt, wobei das Knie in Richtung
der gleichseitigen Brust zeigen sollte
(reine Flexion). Bei irritiertem Lig.
sacro-tuberale bei länger anhalten-
der Provokation wird eine Schmerz-
ausstrahlung in die Hinterseite der
Ober- und Unterschenkel beobachtet.
c) Provokationstest der Lig. sacro-
iliaca dorsalia. Patient liegt auf dem
Rücken. Das Bein wird im Hüft- und
Kniegelenk um 90° gebeugt. Die
Prüfung besteht in einer kräftigen
anhaltenden Beugung und Adduktion
des Oberschenkels im Hüftgelenk,
wobei das Kniegelenk in Richtung
der gegenseitigen Schulter gedrückt
wird. Die Dehnung der gereizten
Bänder führt zur Schmerzausstrah-
lung insbesondere über die Gluteal-
region, Hüfte und Oberschenkelrück-
und -außenseite bis zum Kniegelenk

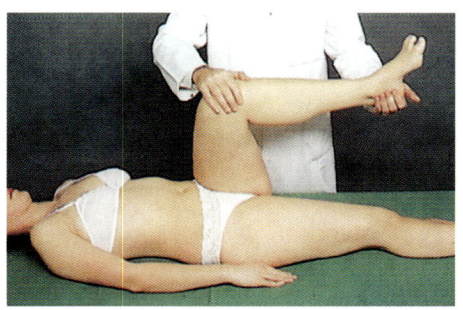

a

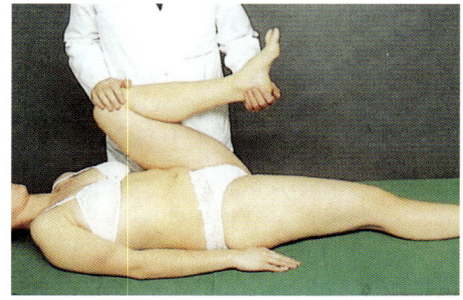

b

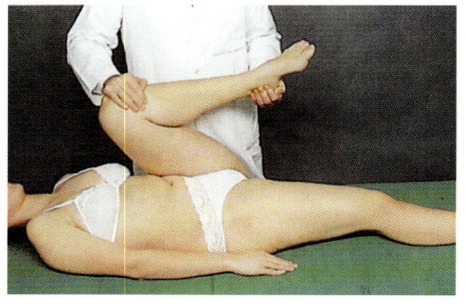

c

Zum Nachweis einer Entzündung und eines Reizzustandes der Ilio-sacralgelenke dienen Funktionsteste, bei denen Scherkräfte auf die Gelenke einwirken. Am bekanntesten ist der Mennellsche Handgriff. Dieser wird gewöhnlich in Seitenlage des Patienten durchgeführt, wobei der Patient das auf der Untersuchungsliege liegende Bein mit den Händen maximal zum Körper anzieht und der Untersucher eine ruckartige Hyperextension des anderen Beines im Hüftgelenk durchführt (Abb. 83a). Ein positiver Test liegt vor, wenn ein Schmerz auf der Seite angegeben wird, in der die Hyperextension erfolgt. Diese Untersuchung kann auch in Bauchlage durchgeführt werden, bei der das Becken besser fixiert ist. Dabei wird das Os sacrum mit der einen Hand fixiert und ein Bein im Hüftgelenk ebenfalls ruckartig extendiert (Abb. 83b). Auch hierbei deuten Schmerzen im Iliosacralbereich auf der Seite, auf der die Hyperextension erfolgt, auf eine Irritation dieses Gelenkes hin.

Für die Prüfung einer Iliosacral-Gelenkblockierung sind verschiedene Teste entwickelt worden. Am bekanntesten ist das sogenannte Vorlaufphänomen (Abb. 84) und der Spine-Test (Abb. 85a bis c). Weiterhin dient hierzu der Patrick-Test (Hyperabduktions-Test, Abb. 86). Auch der Mennellsche Test wird hierzu benutzt, weiterhin

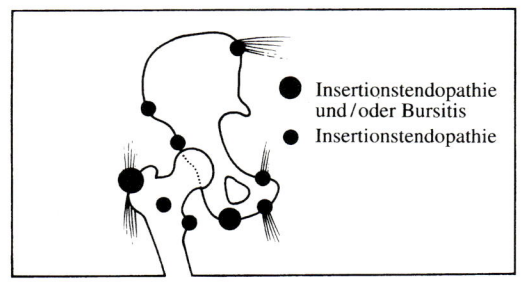

Abb. 81:
Prüfung der Druckschmerzhaftigkeit
des Os ischii. Das Tuber ischiadicum
wird bei flektiertem Oberschenkel
mit dem Daumen auf Druckschmerz
haftigkeit geprüft

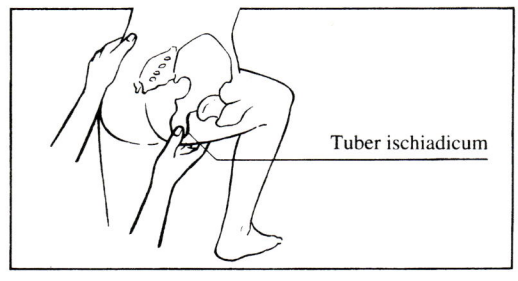

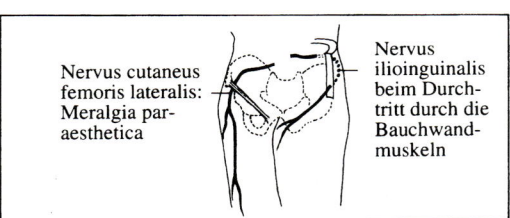

Abb. 83:
Mennellscher Handgriff
a = in Seitlage
b = in Rückenlage (s. Text)

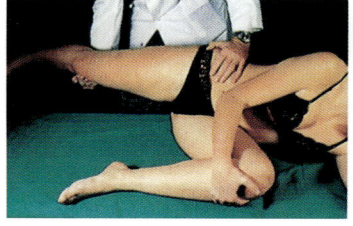
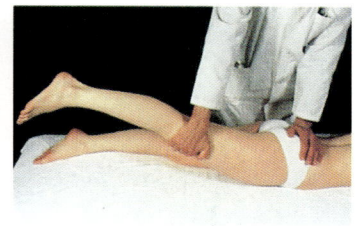

a   b

der Nachweis einer variablen Beinlängendifferenz. Um letztere
nachzuweisen, umfaßt der Untersucher die Knöchel (Daumen auf
dem inneren Knöchel) des mit durchgedrückten Knien sitzenden Patienten. Die variable Beinlängendifferenz wird dadurch nachgewiesen, daß es zu einer Verschiebung der Knöchel kommt, wem der Patient sich anschließend flach und entspannt auf den Rücken legt. Bei
fehlender Beweglichkeit des IS-Gelenkes ist das gleichseitige Bein
im Sitzen länger und beim Hinlegen relativ kürzer. Es muß aber darauf hingewiesen werden, daß funktionelle Beinlängenverkürzungen
auch bei Beuge-, Ab- und Adduktionkontraktionen im Hüftgelenk
vorkommen können.

Zur Prüfung des Vorlaufphänomens werden die Spinae iliacae po-
steriores superiores mit beiden Daumen von unten her palpiert und
ihre Bewegung während der Vorwärtsbeugung des Oberkörpers beobachtet. Bei einseitiger Blockierung des IS-Gelenkes wird die entsprechende Spina iliaca posterior superior mit dem Sacrum im Vergleich zur Gegenseite nach kranial gezogen.

53

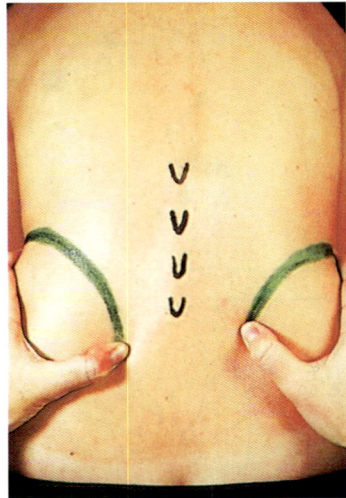

Abb. 84:
Vorlaufphänomen zur Prüfung einer
Iliosacral-Gelenksblockierung
(s. Text)

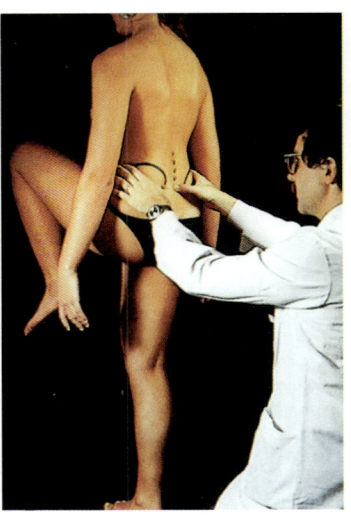

85

Abb. 85:
a–c: Spine-Test zum Nachweis einer
Iliosacral-Gelenksblockierung
(s. Text)

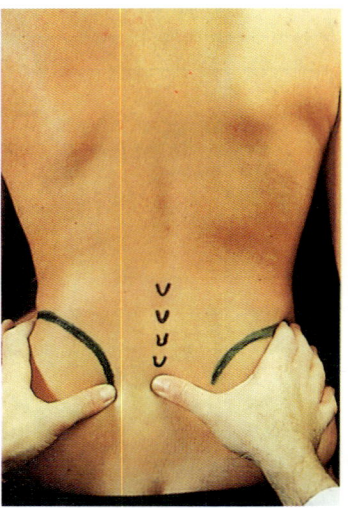

85 b

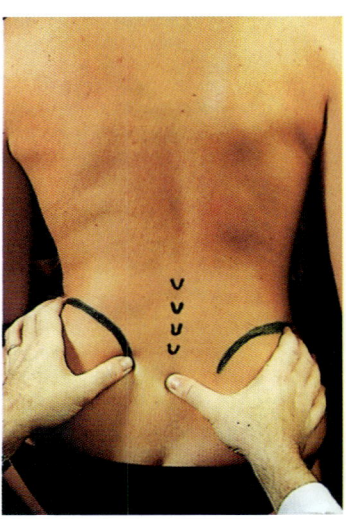

85

Abb. 86:
Patrick-Test zum Nachweis einer
Iliosacral-Gelenksblockierung
(s. Text)

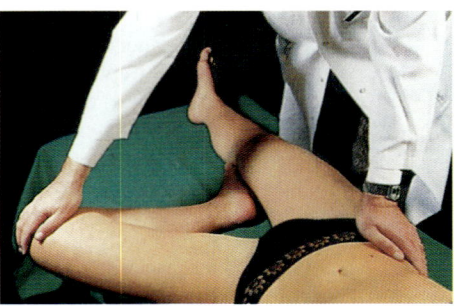

Beim Spine-Test wird der Daumen der einen Hand fest auf die Spina iliaca posterior superior fixiert, der der anderen Hand auf gleicher Höhe im Bereich der Crista sacralis mediana. Beim Anheben des Beines auf der Seite der palpierten Spina ilica posterior superior bewegt sich die Spina in kaudale und laterale Richtung. Bei einer IS-Blockierung steigt die Spina dagegen nach oben in Folge einer Beckenkippung auf der kontralateralen Seite.

Beim Viererzeichen nach Patrick wird das Bein, das im Knie gebeugt mit dem Außenknöcheln der kontralateralen Patella aufliegt, soweit wie möglich in Außenrotationsstellung gebracht. Bei einer IS-Gelenksblockierung ist die Distanz zwischen Patella und Untersuchungstisch größer als auf der gesunden Seite (ebenso bei Coxarthrose!).

Wichtig ist auch die Untersuchung der Ligamenta ilio-lumbale, sacro-tuberale und sacro-iliacale-dorsalia, die mit Hilfe der entsprechenden Techniken (Abb. 79a bis c) leicht möglich ist.

Untersuchung der vorderen Thoraxwand einschließlich des Sternums und der angrenzenden Region

 Bei der Inspektion sind insbesondere Verdickungen der sternoclaviculären und sternocostalen Gelenke wie auch Veränderungen der Clavikel und des knöchernen Thorax zu beachten, ferner Asymmetrien der Fossae supraclavicularis. Als Beispiel ist in Abb. 87 eine

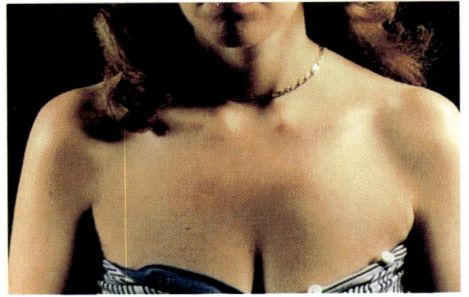

Abb. 87:
Sternocostalarthritis des II. und III.
Sternocostalgelenkes links bei
Reiter-Syndrom

Sternocostal-Arthritis beim Reiter-Syndrom dargestellt. Auch die häufigen Subluxationen des Sternoclaviculargelenkes werden bereits bei der Inspektion erkennbar.

 Bei der Palpation ist vor allem auf die Druckempfindlichkeit der Sternoclaviculargelenke, der Sternocostalgelenke und der Knochen-Knorpelgrenzen der Rippen zu achten (Abb. 88). Auch das Xyphoid

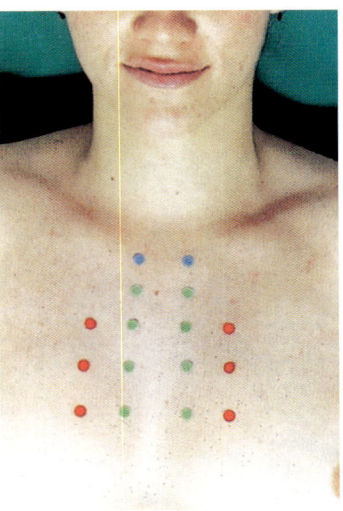

Abb. 88:
Druckpunkte an der vorderen
Thoraxwand
(blau = Sternoclaviculargelenke
grün = Sternocostalgelenke
rot = Synchondrosen der Rippen)

(Xyphoid-Syndrom) und die Muskulatur im vorderen Thoraxbereich (Musculus pectoralis major und minor, Musculus seratus anterior) und die Clavikel sind in die Prüfung auf Druckempfindlichkeit einzubeziehen. Gelegentlich gehen auch Costae fluctuantes mit Schmerzen einher, wenn sie passiv bewegt werden.

Palpiert werden sollen auch die Fossae supraclaviculares, wobei auch nach einer Prominenz der Halsrippe mit lokaler Empfindlichkeit gesucht werden soll.

 Die Funktionsprüfung bezieht sich einmal auf die Beweglichkeit der Claviculargelenke, die in die Funktionsprüfung der Schultergelenke einbezogen wird, zum anderen auf die Beweglichkeit des Thorax (s. S. 44).

Untersuchung der Kieferregion

Bei der rheumatologischen Untersuchung oft wenig beachtet wird die Kieferregion, obwohl sie bei verschiedensten rheumatischen Erkrankungen wie der chronischen Polyarthritis und der Fibromyalgie (generalisierte Tendomyopathie) sehr häufig in den Krankheitsprozeß einbezogen werden kann. Nicht allzu selten entwickeln sich hier sogar die ersten Symptome der letztgenannten Erkrankung.

Bei der Inspektion läßt das Kiefergelenk nur selten Veränderungen im Sinne einer Schwellung oder Rötung erkennen. Bei der juvenilen Arthritis fällt mitunter eine Retrognathie (sogenanntes Vogelgesicht) auf, das sich auch bei der adulten chronischen Polyarthritis durch Zerstörung des Kiefergelenkes entwickeln kann (Abb. 89).

Abb. 89:
Retrognathie bei Kiefergelenk-
arthritis im Rahmen einer adulten
chronischen Polyarthritis
(sog. Vogelgesicht)

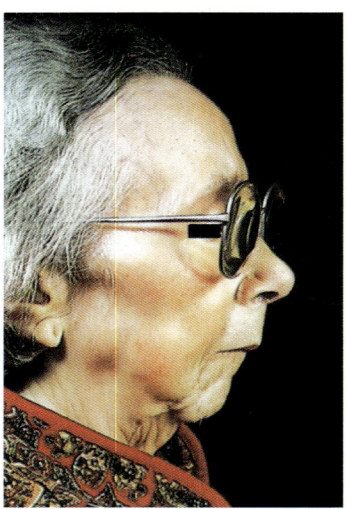

Die Palpation des Kiefergelenkes erfolgt von lateral und auch vom äußeren Gehörgang her (Abb. 90 a und b). Geprüft wird insbesondere die Druckschmerzhaftigkeit und Gelenkkrepitation, die auch auskultatorisch nachweisbar ist. Bei der Palpation ist zusätzlich die Kiefermuskulatur einer exakten Prüfung auf Druckschmerzhaftigkeit zu unterziehen. Hierbei sind die verschiedenen Kaumuskeln wie der Musculus masseter (Abb. 91), der Musculus pterygeus medialis und lateralis, der Musculus epigastricus und auch der Musculus temporalis am Ursprung und Ansatz der Prüfung zu unterwerfen. Gleichzeitig sollte die Arteria temporalis bds. auf Konsistenz und Druckschmerz geprüft werden, da Temporalarteriitiden (Riesenzellarteriitis, Polymyalgia rheumatica) zu Schmerzen im Kiefer-Gesichtsbereich führen können.

Abb. 90:
Palpation des Kiefergelenkes
a) von der Seite – b) vom äußeren
Gehörgang aus

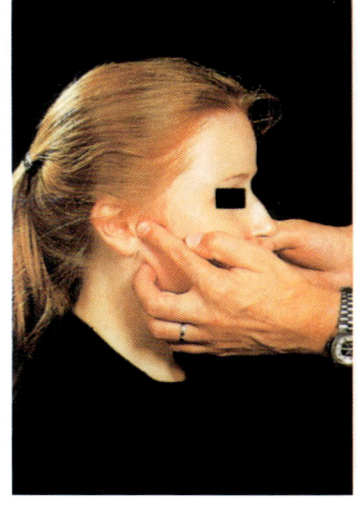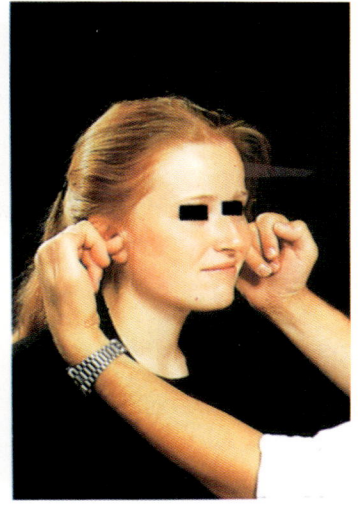

a
b

Abb. 91:
Prüfung der Druckschmerzhaftigkeit
des Musculus masseter

Abb. 92:
Prüfung der Kiefergelenkfunktion
durch Messung des Inzisiven
Abstandes

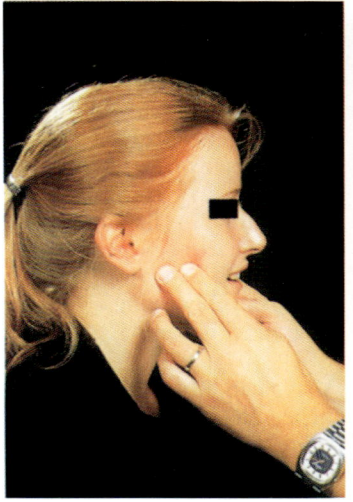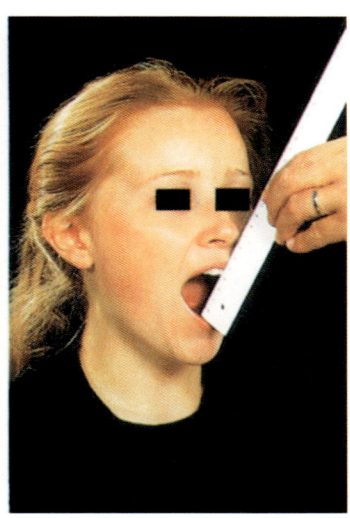

 Die Funktion des Kiefergelenkes läßt sich am besten durch die Messung des Inzisiven-Abstandes feststellen (Abb. 92). Bei Prüfung der Kiefergelenksbewegung gegen Widerstand treten bei Muskelverspannungen nicht selten auch Schmerzen im Bereich der Muskelansätze auf.

Untersuchung der Extremitäten

Bei der Untersuchung der Extremitäten steht die genaue Befunderhebung im Bereich der Gelenke und der periartikulären Strukturen im Vordergrund. Daneben ist jedoch auf muskuläre Veränderungen, Gefäßprozesse und Irritationen der Nerven zu achten.

Bei der Untersuchung des Gelenkes sollte man sich zunächst darüber klar werden, ob ein Prozeß artikulär, periartikulär oder ossär lokalisiert ist. Periartikuläre und artikuläre Veränderungen lassen sich meist mit Hilfe der Inspektion und der Palpation voneinander trennen. Schwierig ist die Unterscheidung von Gelenkprozessen gegenüber gelenknahen ossären Veränderungen. Hier bringen oft erst das Röntgenbild und das Szintigramm Aufklärung, wenn auch die Schmerzqualität der beiden Prozesse oft unterschiedlich ist, indem bei ossären Veränderungen stumpfe, schlecht lokalisierbare Schmerzen angegeben werden, während bei den artikulären Prozessen die Schmerzen exakter lokalisierbar sind.

In jedem Fall sollen die einzelnen Gelenke auch der Funktionsprüfung unterzogen werden, wobei die aktive und die passive Gelenkbeweglichkeit in den verschiedenen Ebenen zu überprüfen ist und daneben der Bewegungs- und Endphasenschmerz sowie Gelenkgeräusche zu registrieren sind.

Unter den artikulären Veränderungen sind vor allem die entzündlichen und die degenerativen Prozesse voneinander zu trennen. Sie zeigen jeweils charakteristische Phänomene, wie sie in Tab. 17 aufgeführt sind. Traumatische Läsionen gehen meist schon aus der Anamnese hervor, wobei das Ausmaß der traumatischen Veränderungen natürlich nur durch eine sehr exakte Untersuchung und unter

Tabelle 17:
Gelenksymptome bei der akuten
und chronischen Arthritis
sowie bei der Arthrose

	Arthritis		Arthrose
	akut	chronisch	
Schwellung	fluktuierend und weich		derb (nur bei aktivierter Arthrose → Erguß)
	+	Ø – +	
Schmerz	in Ruhe spontan	→ morgens empfindlich	mechanisch → abends, belastungsabhängiger Anlaufschmerz und Ermüdungsschmerz
Überwärmung	+	– (+)	–
Rötung	+	– (+)	–
Krepitation	–	–	+
Behinderung	schmerz-abhängig	→ morgendl. steif anatomie-abhängig	→ abends

60

Abb. 93:
Befallmuster der Gelenke bei
verschiedenen rheumatischen
Erkrankungen an Händen und
Füßen

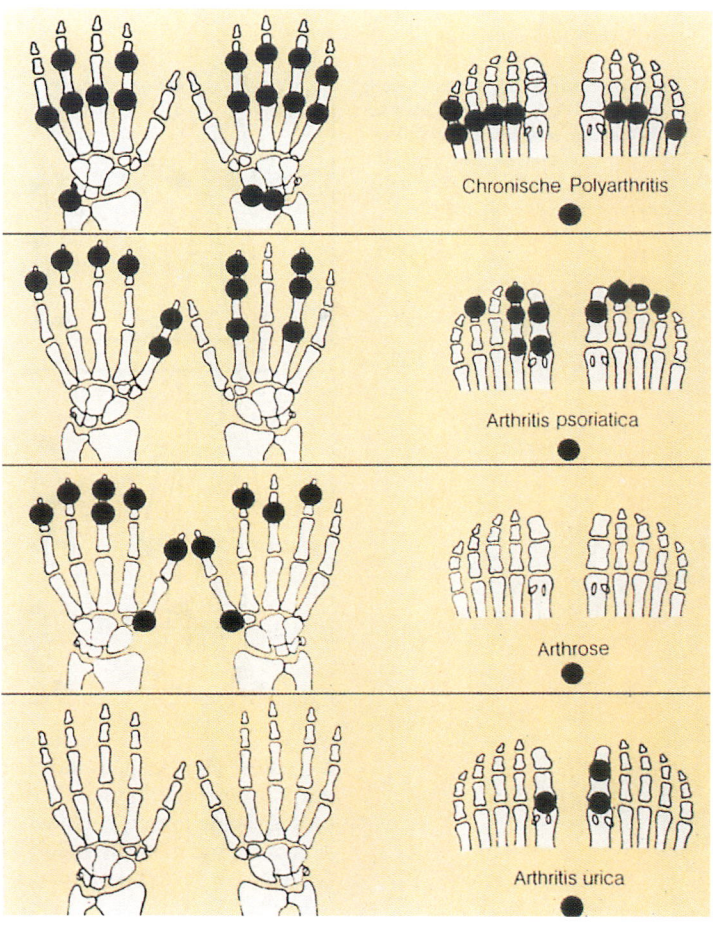

Chronische Polyarthritis

Arthritis psoriatica

Arthrose

Arthritis urica

Zuhilfenahme des Röntgenbildes möglich ist. Neoplastische Gelenkprozesse bedürfen ebenso wie seltene anderweitige artikuläre Veränderungen oft weiterer Zusatzuntersuchungen, um zu einer exakten Diagnose zu gelangen.

Besonders bei den entzündlichen Gelenkprozessen ist die Aktivität durch Beachtung der klassischen Entzündungszeichen, insbesondere Schwellung, Rötung und Überwärmung zu bestimmen. Auch die Intensität des Druck-, Bewegungs- und Endphasenschmerzes weisen auf die mehr oder weniger starke Irritation des Gelenkes hin. Das gleiche gilt bei degenerativen Gelenkveränderungen und periartikulären Prozessen, die mit entzündlichen Reizzuständen einhergehen können.

Für die Differentialdiagnose besonders wichtig ist darüber hinaus bei entzündlichen Prozessen das Befallmuster. Prinzipiell sind mono- und oligoartikuläre Erkrankungen von polyartikulären zu unterscheiden. Als polyartikulär bezeichnet man Gelenkerkrankungen dann, wenn mehr als fünf Gelenke befallen sind. Sowohl die oligo- wie auch die polyartikulären Erkrankungen zeigen häufig charakteristische Befallmuster, wie sie in den Abb. 93 und 94 anhand von Beispielen dargestellt sind.

Periartikuläre Prozesse wie Insertionstendinosen und -tendinitiden, Tendinosen und Tenosynovitiden treten häufig nicht nur an einer

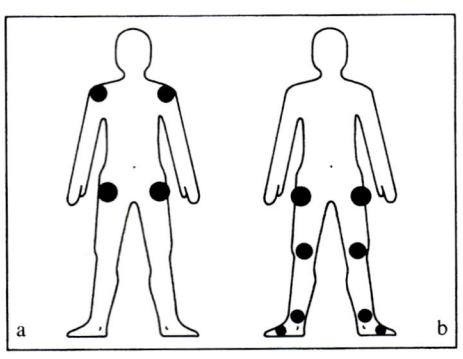

Abb. 94:
Befallmuster großer und kleiner
Gelenke:
a) Oligoarthritis der stammnahen
Gelenke
b) auf die unteren Extremitäten
lokalisierte Polyarthritis
c) asymmetrische Oligoarthritis
d) symmetrische Polyarthritis der
oberen und unteren Extremitäten

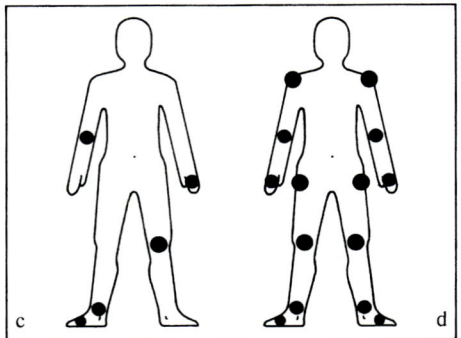

Stelle, sondern im Bereich verschiedener Sehnenansätze bzw. des Verlaufes von Sehnen und Sehnenscheiden in Erscheinung, wobei gewisse Praedilektionsstellen vorhanden sind (Abb. 95). Die Symptomatologie dieser Veränderungen geht aus Tab. 18 hervor. Häufig finden sich gleichzeitig auch Myosen und Tendomyosen (Tab. 19), die auch isoliert vorkommen können. Bei einer generalisierten Ver-

Abb. 95:
Lokalisation von Insertionstendinosen
und -tendinitiden (= rot),
Bursitiden und Tenosynovitiden
(= blau)

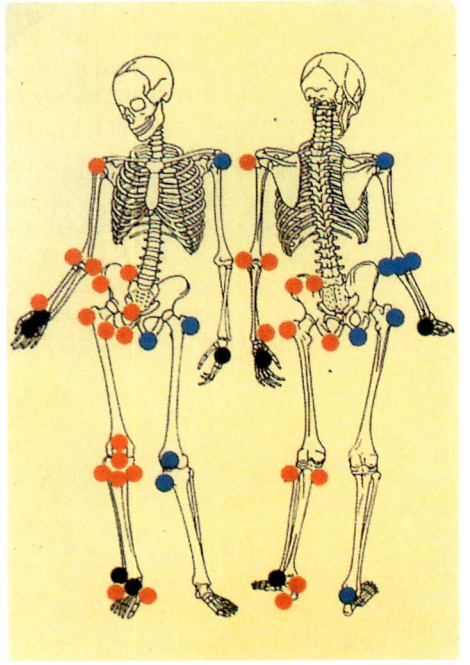

Subjektiv:

1. Schmerzen im Sehnenverlauf und den Insertionsstellen

2. Schmerzausstrahlung in die zugeordnete Muskulatur

Objektiv:

1. Lokaler Druckschmerz
   (Insertionsstelle, Sehne, Muskel)

2. Dehnungs- und Belastungsschmerz

3. Nachlassen des Schmerzes in Ruhe

spannung der Muskulatur in Kombination mit multiplen Tendinosen und Insertionstendinosen spricht man von generalisierter Tendomyopathie oder dem Fibromyalgie-Syndrom (Abb. 96).

Abb. 96 a:
Lokalisation der Fibromyalgie
(blaue Partien =
Muskelverspannung, Kreise =
Druck- und Schmerzpunkte
(tender points) durch
Tendinosen, Insertionstendinosen
und Periartäropathien)

Abb. 96 b:
Lokalisation der nach den
ACR-Kriterien bei der Fibromyalgie
zu prüfenden »tender points«

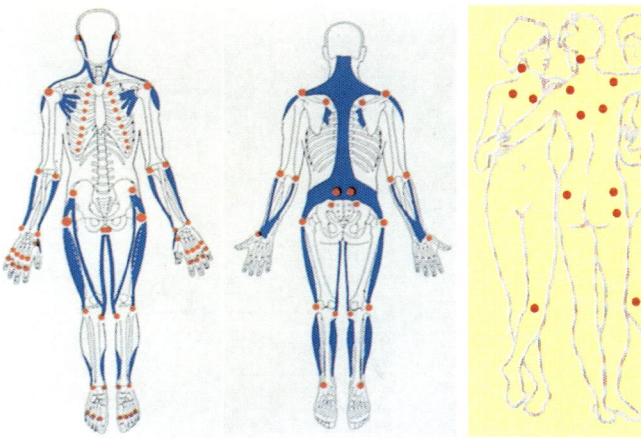

a   b

Eine der Voraussetzungen für die Diagnose dieses Syndroms ist die verstärkte Druckschmerzhaftigkeit (Schmerz bei digitalem Druck von ≥ 4.0 kg) von mindestens 11 von 18 ausgewählten sogenannten Tender-Points, die sich meist an Sehneninsertionen oder -übergängen befinden (Abb. 96 b). Im einzelnen ist die Fibromyalgie wie folgt definiert:

1. Ausgedehnte Schmerzen (Schmerzen in beiden Körperhälften, oberhalb und unterhalb der Taille), weiterhin Schmerzen in der Wirbelsäulenregion oder vorderer Brustwand. In dieser Definiton ist Schulter- und Gesäßschmerz als Schmerz in jeder der betroffenen Seiten zu verstehen.

2. Schmerzen in 11 von 18 Druckpunkten bei digitaler Palpation, wobei folgende Druckpunkte zu untersuchen sind:
   - Okzipitale Ansatzstellen des Musculus subocciptalis beidseits
   - Anteriorärer Anteil der Querfortsätze der HWS in Höhe von C5–C7 beidseits
   - Mitte des Oberrandes des Musculus trapezius beidseits
   - Musculus supraspinatus über der Mitte der Spina scapulae beidseits
   - Osteochondralverbindung der zweiten Rippe im oberen Anteil beidseits
   - Zwei Zentimeter unterhalb der lateralen Epicondylen beidseits
   - Unterhalb des Ansatzes des M. gluteus max. an der Spina iliaca posterior superior beidseits

Abb. 97:
Unfangmessungen
a = an den oberen Extremitäten
b = an den unteren Extremitäten

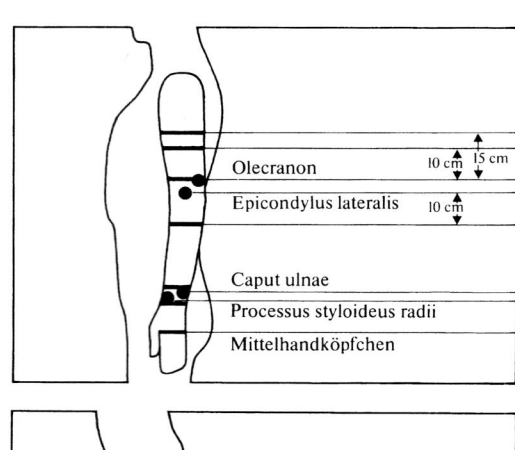

Olecranon   10 cm   15 cm

Epicondylus lateralis   10 cm

Caput ulnae

Processus styloideus radii

Mittelhandköpfchen

a

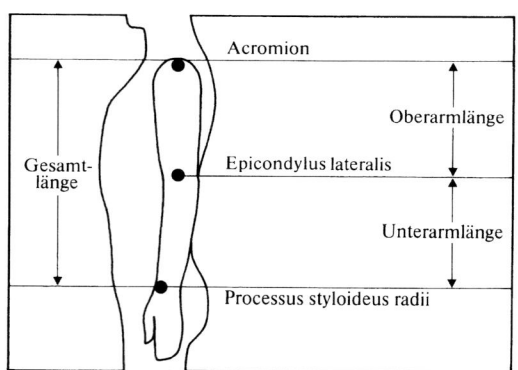

10 cm   20 cm   Lateraler Kniegelenkspalt

15 cm

Außenknöchelspitze

b

Abb. 98:
Längenmessungen
a = an den oberen Extremitäten
b = an den unteren Extremitäten

Acromion

Oberarmlänge

Gesamt-
länge   Epicondylus lateralis

Unterarmlänge

Processus styloideus radii

a

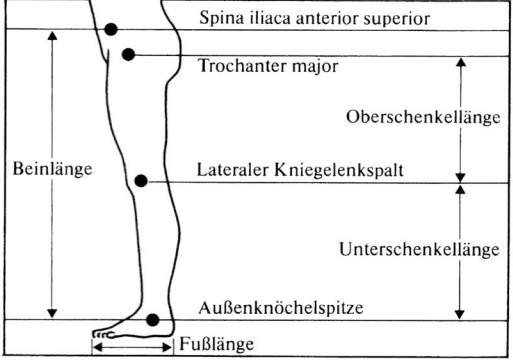

Spina iliaca anterior superior

Trochanter major

Oberschenkellänge

Beinlänge   Lateraler Kniegelenkspalt

Unterschenkellänge

Außenknöchelspitze

b   Fußlänge

- Hinterer Anteil des Trochanter major beidseits
- Proximal des medialen Kniegelenkspaltes im Bereich des Fettpolsters beidseits

Tabelle 19:
Symptomatologie von Myosen
und Tendomyosen

Subjektiv:

1. Schmerzen in einzelnen Muskeln und Muskelgruppen besonders bei Druck und Belastung
   Besserung durch Wärme und Bewegung
   Verschlechterung durch Kälte, Überanstrengung und psychische Faktoren

2. Muskelsteifigkeit besonders bei Bewegungsbeginn

3. Evtl. zusätzl. Schmerzen an den zugeordneten Insertionsstellen und im Verlauf der entsprechenden Sehnen

4. Oft Hyper- und Dysästhesien

Objektiv:

1. Lokalisierte Muskelverspannungen

2. Druckschmerz der betroffenen Muskulatur und lokale Druckpunkte

3. Meist auch Druckschmerz im Bereich der zugeordneten Sehnen und Sehneninsertionsstellen

Auch entzündlich-rheumatische Muskelerkrankungen und die sogenannte Polymalgia rheumatica sind meist über große Muskelgebiete ausgebreitet. Bevorzugt befallen sind der Schulter- und Beckengürtel sowie die proximale Extremitätenmuskulatur. In diesem Bereich werden bei den genannten Erkrankungen oft Spontan- und auch Druckschmerzen der Muskeln angegeben, die besonders bei der Polymyositis mit einer mehr oder weniger starken Muskelschwäche kombiniert sind.

Um Muskelatrophien festzustellen, wie sie sich im Rahmen von Muskelerkrankungen, häufiger aber als sekundäre Inaktivitätsatrophien bei Gelenkveränderungen entwickeln, können Messungen des Umfangs der Extremitäten an bestimmten Stellen durchgeführt werden. In Abb. 97 a und b sind die Stellen markiert, an denen am häufigsten solche Umfangmessungen erfolgen. Im gleichen Untersuchungsgang werden je nach Bedarf auch die Umfänge der verschiedenen Gelenke bestimmt, läßt sich doch hierdurch das Ausmaß einer Schwellung objektivieren.

Längenbestimmungen der Extremitäten (Abb. 98 a und b) sind besonders an den unteren Extremitäten von Bedeutung, wenn Beinlängendifferenzen zu Beckenschiefstand mit konsekutiver Haltungsstörung der Wirbelsäule führen und bei stärkeren Beinlängendifferenzen einen Schuhausgleich erfordern.

Um die Funktion des Muskel-Sehnenapparates wie auch der Gelenke global zu beurteilen, sind auch Kraftmessungen angebracht (s. S. 22), wobei besonders Funktionen des täglichen Lebens überprüft werden. Mittels bestimmter Geräte (Dynamometer, Cybex-Gerät) können isolierte Funktionen bestimmter Abschnitte des Rückens und der Extremitäten überprüft werden.

Selbstverständlich muß bei pathologischen Veränderungen im Extremitätenbereich auch eine neurologische Untersuchung durchgeführt werden, sind doch neurologische Veränderungen häufig nicht nur Ursache von Schmerzzuständen, sondern auch muskulärer Veränderungen.

Die Untersuchung der oberen Extremitäten

Die Untersuchung der Schultergelenksregion

I

Bei der Inspektion sind die Konturen des Schultergelenkes und das Relief der benachbarten Muskulatur zu beachten, durch die Luxationen (Abb. 99) und glenohumorale Gelenkergüsse (Abb. 100) sofort ins Auge springen. Schwieriger kann die Abgrenzung der Gelenkergüsse von Bursitiden (Abb. 101) sein. Häufiger beobachtet man Schwellungszustände im Bereich des Acromioclavicolargelenkes, das selten auch akute entzündliche Reaktionen mit Rötung und Überwärmung erkennen läßt. Unter den sichtbaren Muskelveränderungen sind insbesondere die Atrophien der Scapulamuskulatur (Abb. 46)

Abb. 99:
Habituelle Schulterluxation

Abb. 100:
Schultergelenkserguß links bei chronischer Polyarthritis

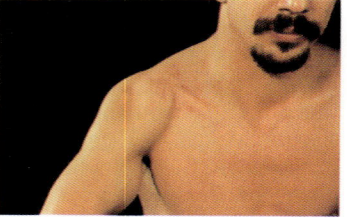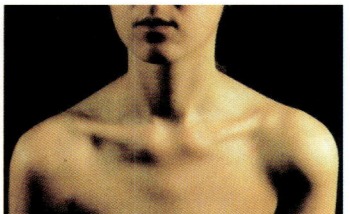

Abb. 101:
Bursitis subacromialis rechts bei chronischer Polyarthritis

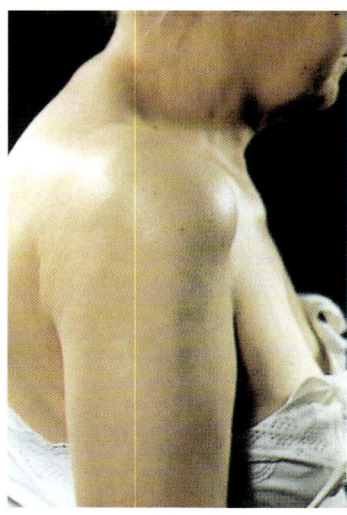

Abb. 102:
Abriß der langen Bizepssehne links

Abb. 103:
Hämatom am Oberarm nach Bizepssehnenruptur

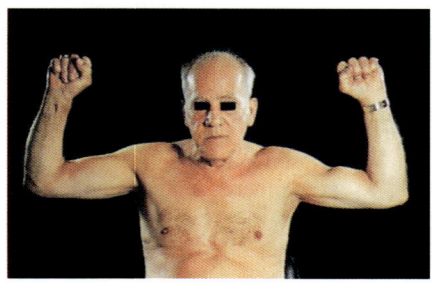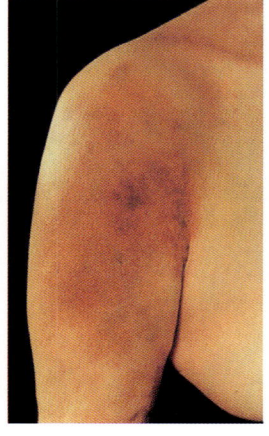

und der Abriß der langen Bizepssehne (Abb. 102) zu nennen. Bei frischer Ruptur der Rotatorenmanschette kann es zu einem Hämatom im Bereich des Oberarmes kommen (Abb. 103), wie es auch bei Hämarthros mit defekter Rotatorenmanschette zu sehen ist. Häufig sind sichtbare Schonhaltungen der Schultern bei akuten Periarthropathien und Arthritiden, die durch einen Schulterhochstand und Adduktion des Oberarms charakterisiert sind.

Selbstverständlich sollte bei der Inspektion der ganze Arrn betrachtet werden, um vasomotorische und trophische Störungen der Hand (Schulter-Hand-Syndrom) und Muskelatrophien im Armbereich nicht zu übersehen. Ferner ist eine Inspektion der Scapula vorzunehmen (z. B. Scapula alata bei Lähmung des Musculus seratus anterior, die besonders auffällig wird, wenn sich der Patient mit beiden Händen gegen eine Wand stützt, hochstehende kleine Scapula bei Sprengelscher Deformität und Klippel-Feil-Syndrom, Schaukelstellung bei Akzessoriusläsionen).

 Die Palpation dient vor allem zur Unterscheidung von Arthropathien und Periarthropathien. Zunächst wird man auf die Lokalisation der Druckschmerzhaftigkeit und vorhandener Schwellungen und Überwärmungen achten. Die Palpation soll auch von axillär erfolgen, da in diesem Bereich die Gelenkkapsel direkt der Untersuchung zugänglich ist. Krepitationen sind meist recht eindeutig durch Auflegen der Hand über dem Schultergelenk mit gleichzeitiger Schultergelenksbewegung festzustellen. Sie kommen nicht nur bei degenerativen Veränderungen im Schultergelenk selbst vor, sondern auch bei solchen des Acromioclaviculargelenkes und durch Reiben von Sehnen mit den umgebenden Gelenkstrukturen, wie dies z. B. beim Supraspinatussehnen-Syndrom beobachtet wird.

Bei der Untersuchung der Schulterregion muß auch das Acromioclaviculargelenk untersucht werden, von dem nicht selten Schulter-

Abb. 104:
Anatomische Strukturen im Bereich der vorderen Schulterregion, die bei einer Periarthropathia humeroscapularis besonders beachtet werden müssen

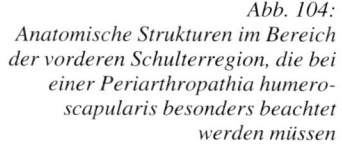

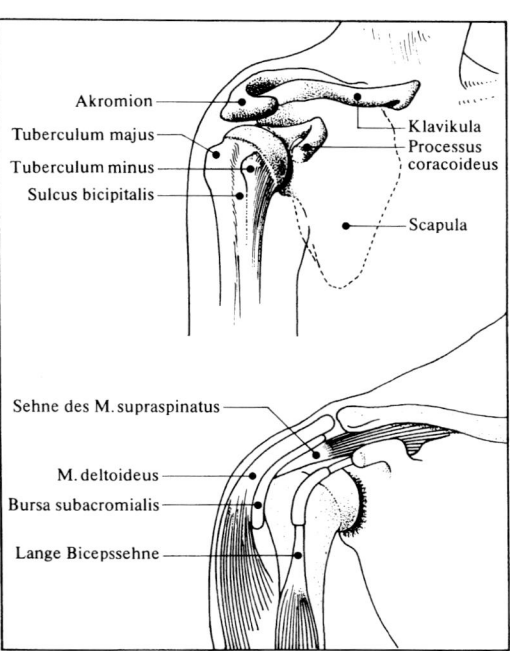

schmerzen ausgehen. Hierzu dient einmal der direkte Druck auf dieses Gelenk, weiterhin der Druck auf das seitliche Drittel des Schlüsselbeines bei stabilisiertem Schulterblatt, wodurch Scherbewegungen in diesem Gelenk ausgelöst werden, die mit Schmerzen einhergehen können.

Zur Differenzierung der Periarthropathien ist die Kenntnis der anatomischen Struktur des Schultergelenkes von Bedeutung (Abb. 104). Die wichtigsten Läsionen der einzelnen Strukturen werden durch bestimmte Druckpunkte erkannt, die in Abb. 105 dargestellt sind. Die Palpation des Verlaufs der langen Bizepssehne zeigt Abb. 106.

Abb. 105:
Häufigste Druckpunkte bei Peri-
arthropathia humeroscapularis
(von medial nach lateral: Coracoid.
lange Bizepssehne,
Supraspinatussehne)

Abb. 106:
Prüfung der Druckschmerzhaftigkeit
der langen Bizepssehne

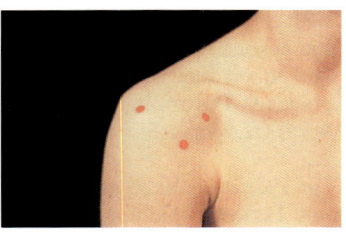 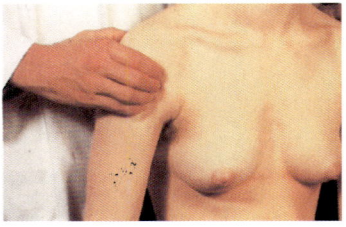

Neben den aufgezeichneten Druckpunkten ist auch die Druckschmerzhaftigkeit der Ansätze des Musculus teres major und minor, des Musculus infraspinatus sowie der am Coracoid inserierenden Muskeln zu überprüfen, um Insertionstendinosen festzustellen.

Weiterhin können bei der Palpation die sehr häufigen Tendomyosen der Schulter- und Oberarmmuskulatur nachgewiesen werden. Neben der Verspannung sollte die Druckschmerzhaftigkeit dieser Muskeln untersucht werden, die bei der Polymyalgia rheumatica sehr ausgeprägt sein kann, ohne daß hier, wie bei den typischen Tendomyosen, auch die Sehnen und die Sehnenansatzstellen druckempfindlich sind.

 Die nach allen Richtungen mögliche Bewegung des Schultergelenkes ist das Ergebnis der Bewegungen im glenohumoralen Gelenk, dem Acromioclaviculargelenk, dem Sternoclaviculargelenk und der Bewegungen der Scapula über dem Thorax. Die globale Beweglich-

Abb. 107:
Schürzengriff zur Messung des
Vertebra-prominens-Daumenabstan-
des von unten (Innenrotation des
Schultergelenkes)

Abb. 108:
Nackengriff zur Messung des Verte-
bra-prominens-Daumenabstandes
von oben (vorwiegend Abduktion
und Außenrotation)

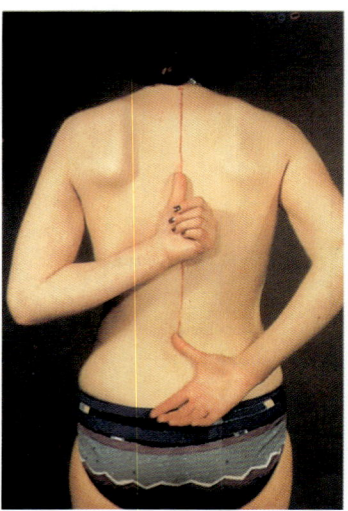 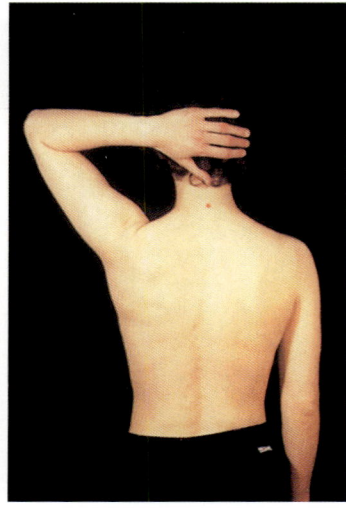

keit der Schulter läßt sich durch die Messung des Vertebra-prominens-Daumenabstandes beim Schürzen- und Nackengriff recht gut erfassen (Abb. 107 und 108), vor allem erlauben Änderungen dieses

Abb. 109:
Bewegungsausmaße im Schulter-
gelenk nach der O-Durchgangs
Methode:
a = Ante- und Retroversion
b = Ab- und Adduktion
c = Innen- und Außenrotation
bei Adduktion
d = Innen- und Außenrotation
bei Abduktion

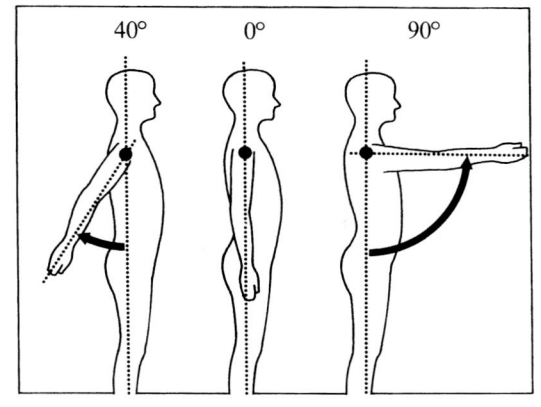

a

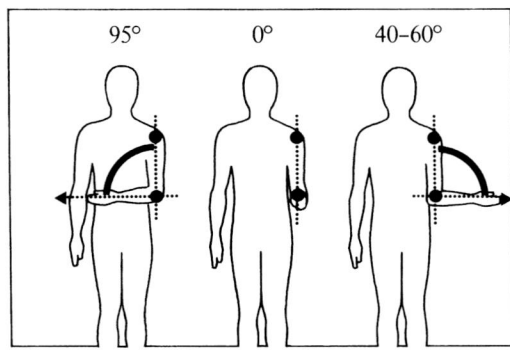

b

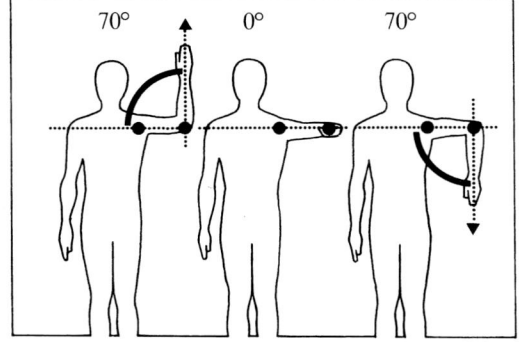

c

d

Maßes Aussagen über therapeutische Effekte. Bei der Messung des Vertebra-prominens-Daumenabstandes von unten (Schürzengriff) wird die Distanz zwischen dem Dornfortsatz vom 7. Halswirbelkörper und dem Daumen bei Innenrotation, Abduktion und Retroversion gemessen. Bei Bestimmungen des Vertebra-prominens-Daumenabstandes von oben (Nackengriff) erfolgt die gleiche Messung bei Außenrotation, Abduktion und Retroversion.

Die Bewegungen der Schultergelenke in verschiedenen Ebenen sind in Abb. 109 a–d dargestellt und sollen aktiv und passiv überprüft werden, wobei auch kombinierte Bewegungen durchzuführen sind. Um isoliert die Beweglichkeit des Schultergelenkes zu prüfen, müssen Scapula und Clavicel durch Auflegen der Hand auf die Schulter fixiert werden (Abb. 110).

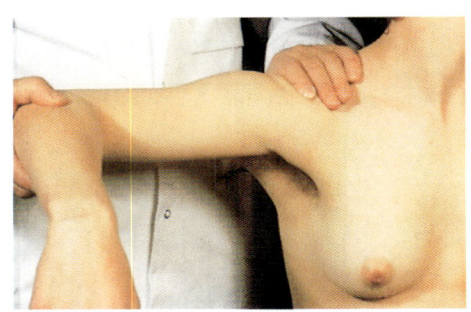

Abb. 110:
Fixierung des Schultergelenkes zur isolierten Prüfung der Schultergelenksbeweglichkeit

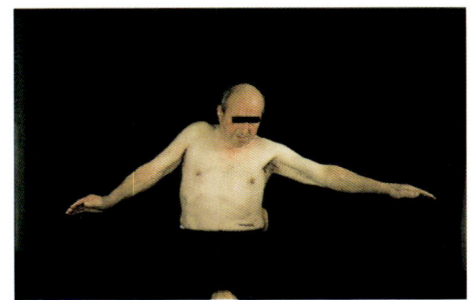

Abb. 111:
Abduktionshemmung im rechten Schultergelenk bei Periarthropathia ankylosans

Einschränkungen der Schultergelenksbeweglichkeit finden sich bei Erkrankungen des Schultergelenkes selbst und des Acromio-Clavicular-Gelenkes, besonders häufig aber bei den verschiedenen Formen der Periarthropathien. Sie können von geringfügigen, meist schmerzhaften Einschränkungen der Beweglichkeit in allen Ebenen bis zur völligen Ankylose des Schultergelenkes bei der Periarthropathia ankylosans reichen (Abb. 111), bei der eine Schulterbeweglichkeit nur noch durch Bewegung des Schulterblattes möglich ist. Das Ausmaß der Bewegungseinschränkung in einzelnen Ebenen und das Auftreten von Schmerzen bei verschiedenen Bewegungen geben Anhaltspunkte über die Lokalisation und Aktivität von Arthritiden und Periarthropathien. Während bei der Periarthropathia acuta sämtliche Bewegungen des Schultergelenkes außerordentlich schmerzhaft sind, registriert man bei der Periarthropathia simplex je nach Sehnenbefall unterschiedliche Einschränkungen der Bewegungen bzw. Auslösen von Schmerzen durch verschiedene Bewegungen, die auch gegen Widerstand durchzuführen sind. So findet man bei Supraspi-

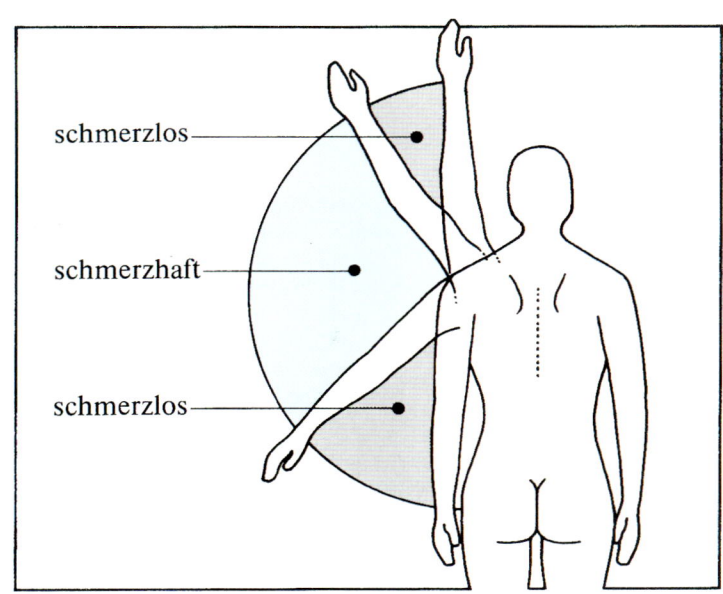

schmerzlos

schmerzhaft

schmerzlos

natussyndromen den sogenannten schmerzhaften Bogen (Abb. 112). Hierbei ist die passive Abduktion des Armes nur in einem Winkel zwischen 60 und 120° mehr oder weniger schmerzhaft, weil in diesem Winkel die Supraspinatus-Sehne gegen das Acromialgewölbe gepreßt wird. Fernerhin wird der Schmerz auf Höhe des Muskelansatzes am Tuberculum majus humeri bei Abduktion des Armes gegen Widerstand akzentuiert. Bei der Bursitis subacromialis ist dagegen der Schmerz bei Abduktion gegen Widerstand meist nur gering, während der schmerzhafte Bogen auch hier vorhanden ist. Bei Läsionen der langen Bizepssehne wird ein Schmerz in deren Verlauf im Sulcus bicipitalis, vorwiegend bei Innenrotation angegeben, der besonders bei gleichzeitiger Palpation akzentuiert wird (Abb. 113). Schmerzen treten auch bei Belastungen der langen Bizepssehne durch Bewegung gegen Widerstand auf. Hierzu wird der gestreckte Arm mit dem Unterarm in Supinationsstellung gegen Widerstand gehoben. Auch die Supination des Unterarms gegen Widerstand in 90° Beugestellung des Ellenbogengelenkes ist bei Irritationen der Bizepssehne schmerzhaft. Bei Insertionstendopathien des Musculus infraspinatus findet sich neben dem schmerzhaften Bogen ein Schmerz bei Abduktion und auch bei Außenrotation des Armes gegen Widerstand. Auch Alterationen der übrigen Sehnenansätze lassen sich durch Anspannen der hier inserierenden Muskulatur – ggf. bei gleichzeitiger Palpation – meist sehr exakt bestimmen. Bei

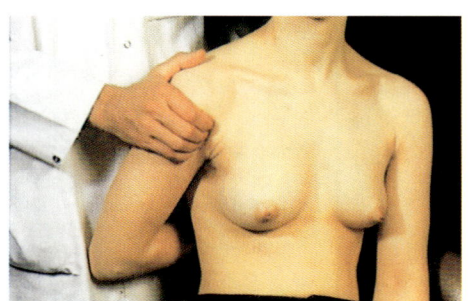

Arthritiden und Arthrosen ist die Gelenkbeweglichkeit je nach Akuität und Ausmaß des Gelenkprozesses eingeschränkt, gleichzeitig besteht ein Belastungs- und Endphasenschmerz. Nicht selten entwickelt sich bei diesen Prozessen gleichzeitig eine mehr oder weniger ausgeprägte Periarthropathie.

Nicht zu vergessen ist bei der Funktionsprüfung der Schultern die Feststellung eines globalen Kraftverlustes, wie er bei Rotatorenmanschettenrupturen und dissiminierten Muskelerkrankungen (Prototyp Polymyositis) vorkommt. Bei einer kompletten Rotatorenmanschettenruptur sind Außenrotation und Beginn der Abduktion möglich. Oft ist auch eine Prüfung der Kraft isolierter Muskeln erforderlich, um eine Ruptur der zugeordneten Sehnen wie der langen Bizepssehne, der Supraspinatussehne u. a. nachzuweisen, oder eine muskuläre bzw. nervale Schädigung zu erkennen.

Nicht selten führen Kompressionen von Nerven und Gefäßen an bestimmten Engpässen im Bereich der oberen Thoraxappertur, der Schulterregion und am Unterarm sowie im Handbereich zu charakteristischen Schmerzsyndromen mit Ausstrahlungen in die Schulter-

Abb. 114:
Lokalisation der Kompressions-
Syndrome im Bereich der
oberen Thoraxappertur

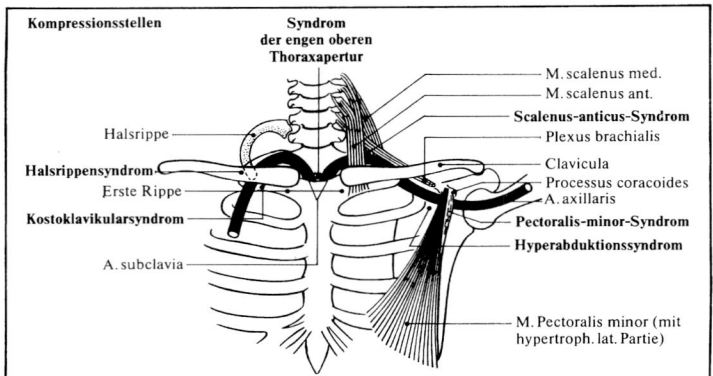

Abb. 115:
Häufigste Nervenkompressions-
Syndrome im Bereich der oberen
Extremitäten

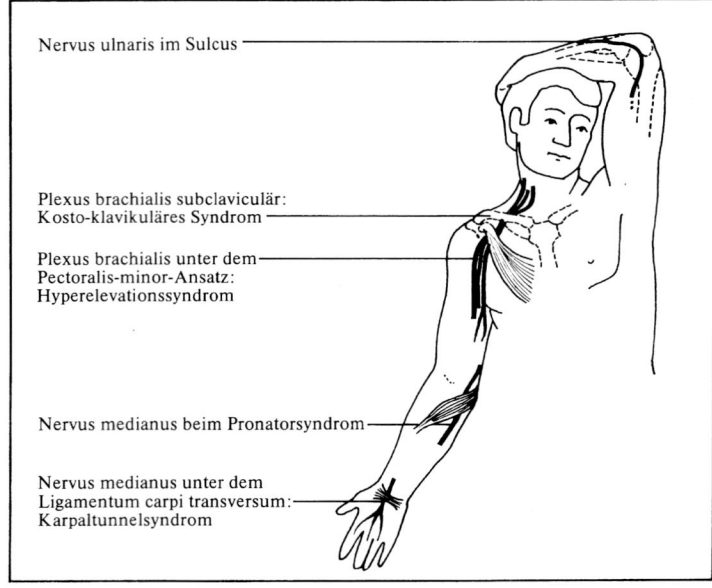

und Armregion (Abb. 114 und 115). Zur Diagnose sind spezielle Untersuchungsmanöver erforderlich. Die bei Kompressions-Syndromen im Bereich der oberen Thoraxappertur des Schultergürtels notwendigen Untersuchungen sind in den Abb. 116 a–c und 117 a–c dargestellt. Eine Kompression des Nervus suprascapularis wird erkennbar, wenn sich ein Schmerz im Scapulabereich beim Griff der Hand zur kontralateralen Schulter manifestiert.

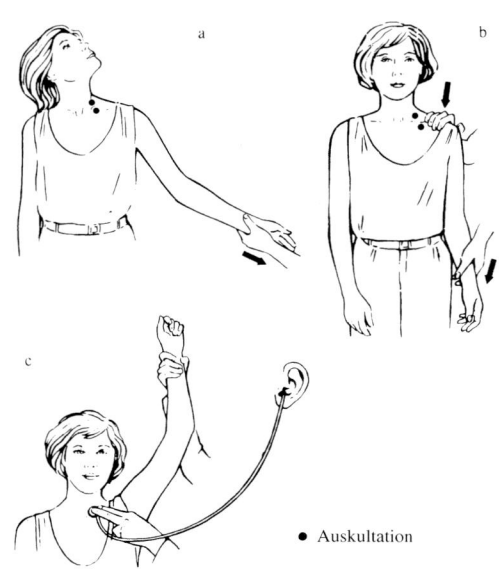

Abb. 116:
Untersuchungen bei Verdacht auf Kompressions-Syndrome im Bereich der oberen Thoraxappertur:
a = Scalenussyndrom: Kopf zur kranken Seite drehen, Kinn anheben, tief einatmen lassen, Radialispuls tasten (Adson-Test)
b = Costoclaviculäres Syndrom: Herunterziehen der Schultern und Tasten des Radialispulses
c = Hyperabduktions-Syndrom: Hyperabduktion des betroffenen Armes und Auskultation der A. subclavia nach Strömungs-geräuschen

• Auskultation

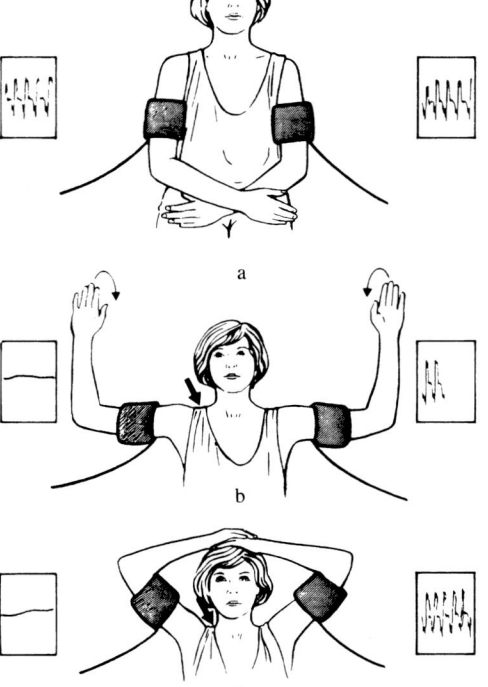

Abb. 117:
Test bei neurovasculären Schulter-gürtel-Syndromen:
a) in normaler entspannter Sitzhaltung: Beschwerdefreiheit und normal palpierbarer Radialispuls bds.
b) Armelevations-Belastungstest: Beide Arme werden bei 90° Abduktion und Außenrotation im Schultergelenk hochgehalten. In dieser Stellung wird die Faust bds. langsam aber ununterbrochen während 3 Min. geöffnet und geschlossen. Bei pos. Ausfall Auftreten neurologischer Kompressions-Symptome und Verschwinden des Radialispulses auf der erkrankten Seite, nicht selten aber auch auf der Gegenseite
c) Beschwerden evtl. verstärkt durch Kreuzen der Hände über dem Kopf

Das Ellen-
bogengelenk

Bei der Inspektion des Ellenbogengelenkes sind Bursitiden im Bereich der Bursa olecrani (Abb. 118) und die meist auf der Streckseite des Ellenbogengelenkes bzw. in gelenknahen Partien der Ulna lokalisierten Rheumaknoten (Abb. 119) wie auch Gelenkschwellungen (Abb. 120) leicht zu erkennen. Bei geringfügigen Gelenkschwellungen ist der Vergleich mit der Gegenseite besonders in der Region zwischen den Epikondylen und dem Olecranon wichtig. An weiteren Schwellungszuständen im Ellenbogengelenk seien nur noch die hier häufig lokalisierten Xanthome genannt.

Abb. 118:
Schwellung im Ellenbogenbereich
bei Bursitis

Abb. 119:
Rheumaknoten an der Streckseite des
Ellenbogengelenkes und des Unter-
armes bei chronischer Polyarthritis

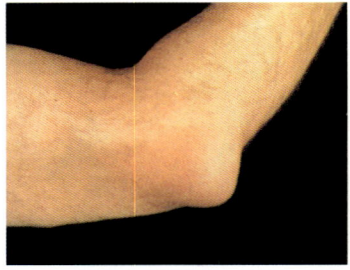
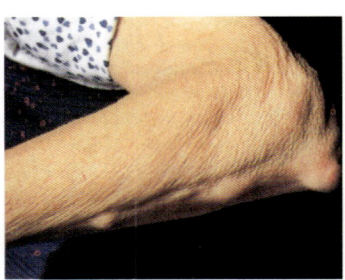

Abb. 120:
Schwellung der Ellenbogenregion
bei neuropathischer Arthropathie im
Rahmen einer Syringomyelie

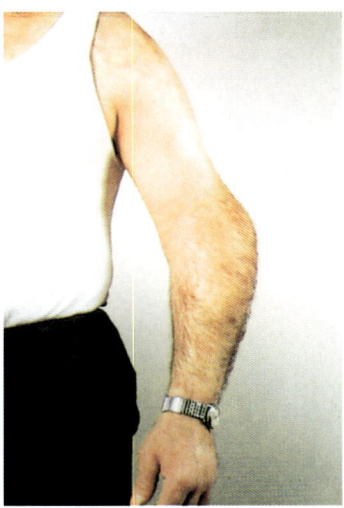

Ergiebiger als die Inspektion ist die Palpation des Ellenbogengelenkes, mit der die eben beschriebenen Veränderungen nicht selten wesentlich besser nachweisbar sind, besonders wenn sie nur geringe Dimensionen aufweisen. Darüber hinaus kann durch die Palpation festgestellt werden, ob periartikuläre oder artikuläre Strukturen vom Krankheitsprozeß betroffen sind. Besonders häufig findet man die Epikondylopathia radialis (Tennisellenbogen) und Epikondylopathia ulnaris (Golfellenbogen), die durch eine lokalisierte Druckempfindlichkeit im Bereich der Sehnenansätze an den entsprechenden Epikondylen oder kurz distal hiervon am Übergang der Sehnen in die Muskeln (Übergangstendinosen) objektivierbar sind und oft mit einer Verspannung und Druckschmerzhaftigkeit der zugeordneten Muskulatur einhergehen (Abb. 121 und 122). Bei Arthritiden findet sich der Druck- und evtl. Spontanschmerz im Bereich der Gelenkkapsel vor allen Dingen zwischen Epikondylen und Olecranon, weiterhin auch in der Gelenkbeuge. Diese Lokalisation ist verschieden von der Epikondylopathie und der Bursopathien (Abb. 123). Eine

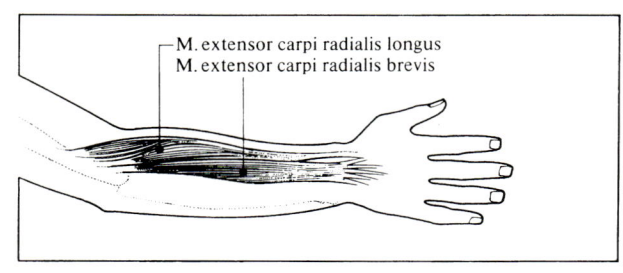

Abb. 121:
Anatomie der Streckmuskeln im Bereich des Unterarmes, die bei Epikondylopathia radialis häufig verspannt sind

M. extensor carpi radialis longus
M. extensor carpi radialis brevis

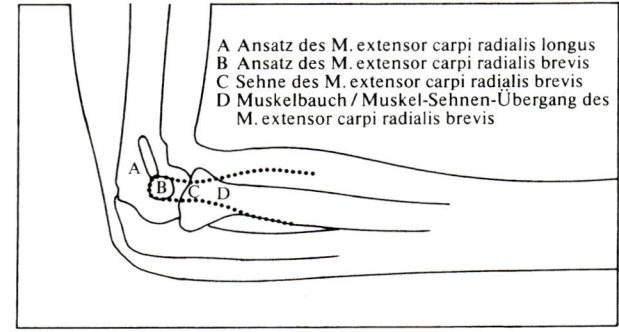

Abb. 122:
Ansatzpunkte der Streckmuskulatur des Unterarms, die bei Epikondylopathia radialis durckschmerzhaft sein können. Nicht selten ist nicht die Insertionsstelle selbst, sondern der Sehnen-Muskelübergang druckempfindlich (Übergangstendinose)

A Ansatz des M. extensor carpi radialis longus
B Ansatz des M. extensor carpi radialis brevis
C Sehne des M. extensor carpi radialis brevis
D Muskelbauch / Muskel-Sehnen-Übergang des M. extensor carpi radialis brevis

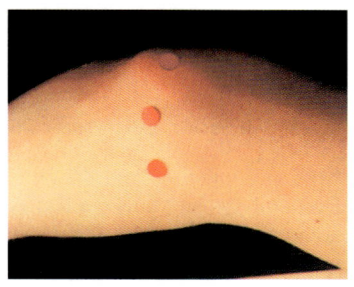

Abb. 123:
Druckpunkte im Ellenbogenbereich. Von unten nach oben: Bei Bursitis, bei Gelenkaffektionen, bei Epikondylopathia radialis

Abb. 124:
Bewegungsausmaße des Ellenbogengelenkes, gemessen mit der O-Durchgangs-Methode
a = Beugung und Streckung
b = Pro- und Supination

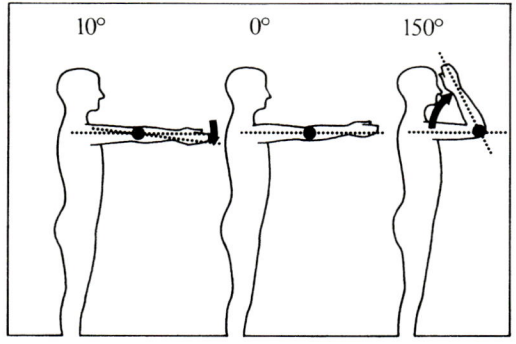

10°   0°   150°

a

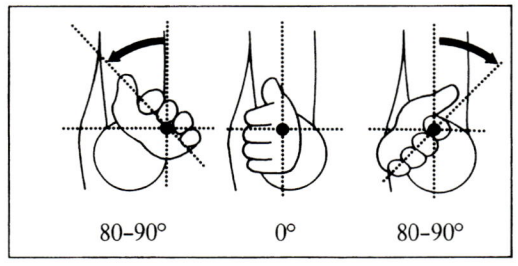

80–90°   0°   80–90°

b

fehlende Druckempfindlichkeit bei starker Schwellung des Ellenbogengelenkes und der paraartikulären Region beobachtet man bei den seltenen neuropathischen Arthropathien (Abb. 120).

Die Bewegungsausmaße des Ellenbogengelenkes sind in Abb. 124 a und b dargestellt. Bei gestrecktem Arrn kann auch der Armachsenwinkel überprüft werden. Eine Einschränkung der Ellenbogenlenksbeweglichkeit wird am häufigsten bei der chronischen Polyarthritis beobachtet, wobei insbesondere ein frühzeitiger Streckausfall nachweisbar wird. Auch Arthrosen des Ellenbogengelenkes und Gelenkchondromatosen können zu einer mehr oder weniger starken Bewegungseinschränkung sowohl bezüglich der Beugung und Streckung wie auch der Pronation und Supination führen. Wichtig ist im Ellenbogenbereich wie bei anderen Gelenken die Prüfung des Bewegungsschmerzes und besonders des Endphasenschmerzes, der schon bei geringfügigen Arthritiden nachweisbar wird. Bei der Diagnose der Epikondylopathien sollten ebenfalls zusätzliche Funktionsteste mit Anspannung der an den Epikondylen inserierenden Muskulatur durchgeführt werden (Abb. 125). So kommt es bei der

Abb. 125:
Provokationstest zum Nachweis
einer Epikondylopathia radialis

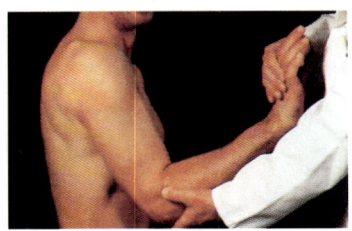

Epikondylopathia lateralis zu einem verstärkten Schmerz über dem Epikondylus laterialis bei Extension des Handgelenkes gegen Widerstand mit Kraftminderung im Seitenvergleich bzw. bei passiver Dehnung der Handgelenkstrecker (Volarflexion). Bei der Epikondylopathia medialis tritt der Schmerz im Bereich des Epikondylus medialis bei Volarflexion der Hand gegen Widerstand und passiver Dehnung der Handgelenksbeuger (Dorsalflexion) auf.

Die Untersuchung von Hand und Fingern

Die Hand wird oft als Spiegelbild insbesondere chronisch entzündlich-rheumatischer Erkrankungen bezeichnet. Deshalb ist ihre genaue Untersuchung bei entzündlichen, aber auch bei degenerativen Gelenkprozessen von hervorragender Bedeutung.

Bei der Inspektion ist zunächst auf die Hand- und Fingergröße (z. B. große und plumpe Hand bei Akromegalie; lange, dünne proximale Phalangen beim Marfan-Syndrom) zu beachten, weiterhin auf Haut- und Nagelveränderungen einschl. der Schweißsekretion, dann auf Muskelatrophien und insbesondere Gelenkveränderungen einschl. der Gelenkdeformierungen und angeborene Anomalien (z. B. Brachydaktylie, Klinodaktylie). Unter den Hautveränderungen ist das vor allem bei Kollagenosen oft auftretende Raynaud-Phänomen (Abb. 126) zu beachten, weiterhin die durch Vaskulitiden bedingten, besonders im Nagelfalzbereich auftretenden Nekrosen (Abb. 127), die Hautveränderungen bei Dermatomyositis, die sich vor allem an der Streckseite der Fingergelenke manifestieren (Abb. 128), und das

Abb. 126:
Raynaud-Phänomen der Hände

Abb. 127:
Vaskulitische Nekrosen sub- und
periungual bei chronischer
Polyarthritis

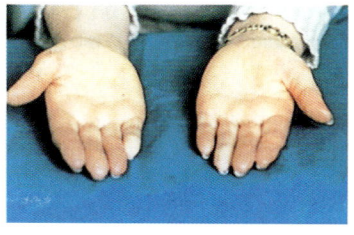
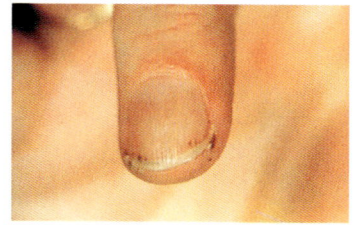

Abb. 128:
Hautveränderungen bei
Dermatomyositis an der Hand

Abb. 129:
Palmarerythem bei chronischer
Polyarthritis

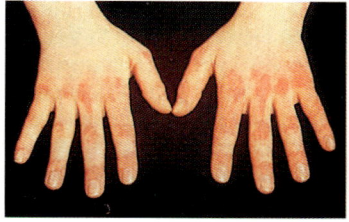
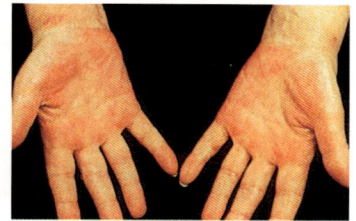

Abb. 130:
Krallenhand bei Sklerodermie.
Beachte die atrophische Haut

Abb. 131:
Tüpfelnägel bei Psoriasis
(mit Psoriasisarthritis)

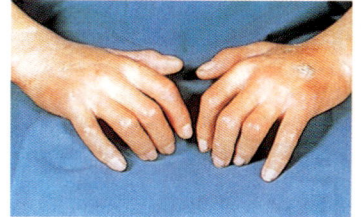
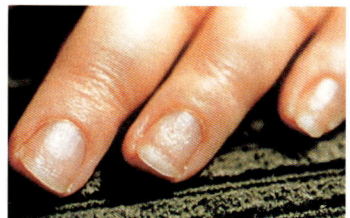

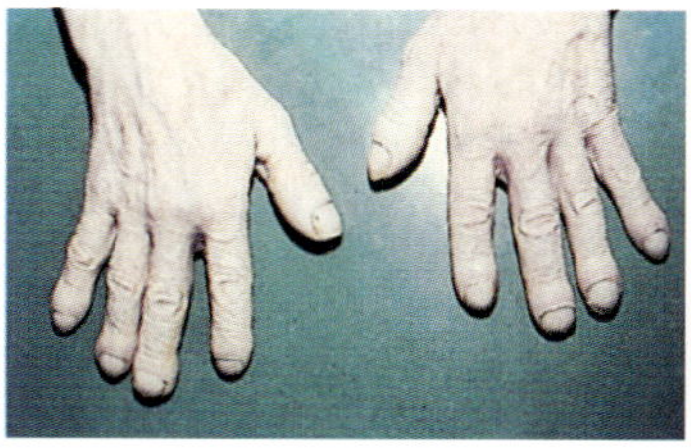

Abb. 132:
Trommelschlegelfinger bei Bron-
chialkarzinom mit Osteoarthropathie
hypertrophiante pneumique

Abb. 133:
Handschwellungen bei mixed
connective tissue disease

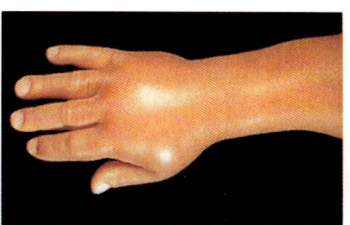
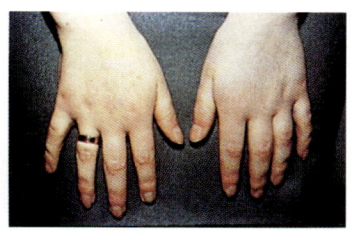

Abb. 134:
Handschwellung durch Lymphödem
im Rahmen einer chron.
Polyarthritis

Abb. 135:
Handschwellung im Frühstadium
der Sklerodermie

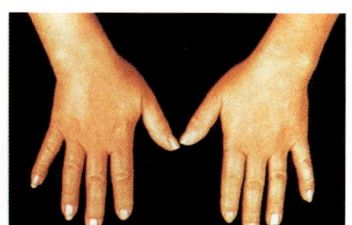

Palmarerythem, das bei der chronischen Polyarthritis häufig auftritt (Abb. 129). Die bei der Sklerodermie und der Sklerodaktylie auftretenden und für die Diagnose dieser Krankheit wegweisenden Hautveränderungen sind häufig mit Gelenkkontrakturen verbunden (Abb. 130). Hiervon zu unterscheiden sind Hautatrophien, wie sie besonders bei der chronischen Polyarthritis und bei längerer Corticosteroidmedikation beobachtet werden.

Nagelveränderungen (Onychopathien) findet man in unterschiedlicher Ausprägung (Tüpfelnägel, Abb. 131, Ölflecken, Krümelnägel u. a.) vor allem bei der Psoriasisarthritis, aber auch beim Reiter-Syndrom. Uhrglasnägel mit Trommelschlegelfingern (Abb. 132) werden besonders bei der Osteoarthropathia hypertrophiante pneumique beobachtet.

Schwellungen der Hände und Finger können diffus und lokalisiert auftreten. Ein Beispiel für eine entzündliche Handgelenksschwellung ist in Abb. 22 dargestellt. Diffuse Handschwellungen finden sich auch bei der mixed connective tissue disease (Sharp-Syndrom) (Abb. 133) und in ausgeprägterem Maße bei dem relativ seltenen Lymphödem im Rahmen einer chronischen Polyarthritis (Abb. 134). Auch die beginnende Sklerodermie kann zunächst zu mehr oder weniger diffusen Schwellungen der Hand führen (Abb. 135). Des weiteren zeichnen sich vasomotorische und trophische Störungen der Hand, wie sie beim Schulter-Hand-Syndrom vorkommen, anfänglich durch eine diffuse Schwellung der Hand, ggf. auch des Vorderarmes mit roter bis violetter Verfärbung der Haut aus (Abb. 136). In späteren Stadien sind Hautatrophien und Akrozyanose erkennbar, evtl. kommt es auch zur Beugekontraktur der Finger.

Bei den Gelenkschwellungen sind Art und Lokalisation der Schwellungen zu beachten, da sie häufig bereits eine Diagnose erlauben. Schwellungen bei entzündlich-rheumatischen Erkrankungen, wie sie bei chronischer Polyarthritis an den Fingermittelgelenken in Spindelform (Abb. 137) und an den Fingergrundgelenken (Abb. 138) auftreten – bei geringfügiger Schwellung am besten erkennbar durch die fehlende Vertiefung zwischen den einzelnen Grundgelenken beim Faustschluß – sind ebenso wie die entzündlichen Schwellungen im Bereich der Fingerendgelenke bei Psoriasisarthritis (Abb. 139) ohne weiteres unterscheidbar von den arthrotischen Veränderungen an den Fingerend- und mittelgelenken, die sogenannten Heberden- und Bouchard-Arthrosen (Abb. 24, 140, 141), die durch scharfe Konturen infolge Osteophytenbildung gekennzeichnet sind. Oft gehen diese degenerativen Prozesse mit einer Rhizarthrose einher, die im fortgeschrittenen Stadium zur Subluxation im Daumengrundgelenk führt und dann eine Schwellung vortäuscht. Von der Bouchard-Arthrose inspektorisch ohne weiteres zu unterscheiden sind die harmlosen Fingergelenkspolster (Abb. 142).

Eine wurstförmige Schwellung einzelner Finger findet man bei Befall der Fingergrund-, -mittel- und -endgelenke, vor allem bei der Psoriasisarthritis und dem Reiter-Syndrom (Abb. 143). Schwellungen einzelner Fingergelenke, die erhebliche Ausmaße annehmen und ebenfalls nahezu den ganzen Finger betreffen, können auch bei anderen Erkrankungen wie der Gicht (Abb. 144), bei Gelenktuberkulosen, Tumoren etc. vorkommen.

Ganglien sind ebenfalls vom Gelenk ausgehende Schwellungen, die sowohl bei der Inspektion als auch bei der Palpation erfaßt werden können und sich durch eine prallelastische Konsistenz auszeichnen. Kleine Ganglien auf dem Handrücken können oft nur bei Volarflexion der Hand erkannt werden. Von ähnlicher Konsistenz sind Synovialausstülpungen bei beginnender Heberden-Arthrose (Abb. 145). Sie lassen sich ohne weiteres von der typischen Heberden-Arthrose (Abb. 140) abgrenzen.

Auch Tenosynovitiden können zu lokalisierten Schwellungen führen, die insbesondere am Handrücken in Folge der typischen

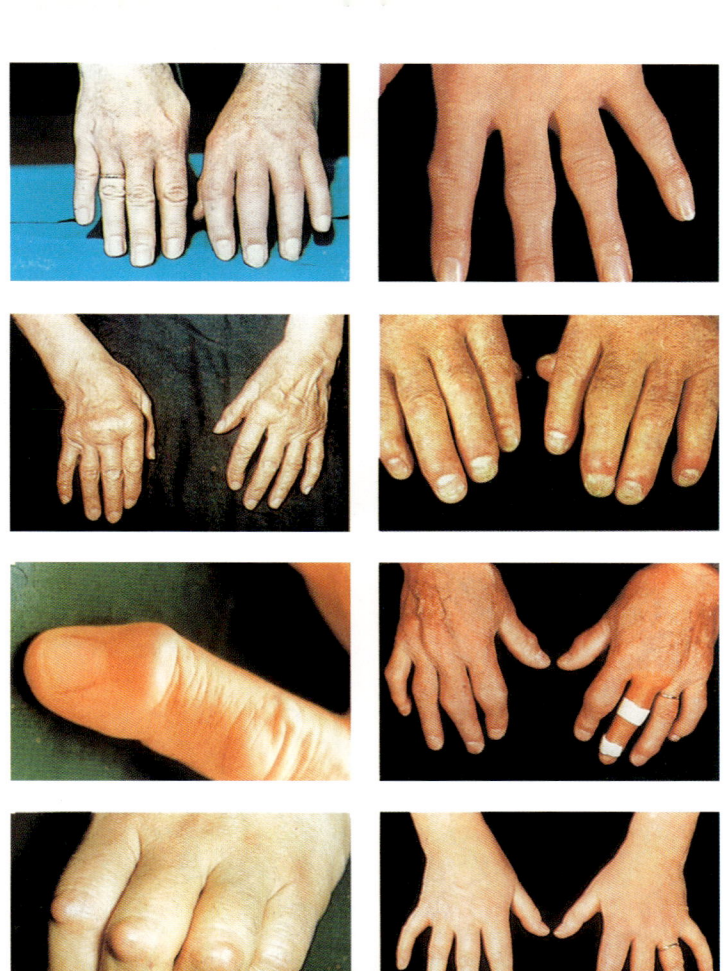

Abb. 136:
Linksseitige Handschwellung bei
Schulter-Hand-Syndrom
(Morbus Sudeck)

Abb. 137:
Spindelförmige Schwellungen der
Fingermittelgelenke bei chron.
Polyarthritis

Abb. 138:
Schwellungen der Fingergrundge-
lenke re. stärker als li. bei Chon-
drokalzinose. Der klinische Befund
gleicht in diesem Fall weitgehend
einer chron. Polyarthritis

Abb. 139:
Fingerendgelenksbefall bei
Psoriasisarthritis mit Onychopathie

Abb. 140:
Heberden-Arthrose am Zeigefinger

Abb. 141:
Gelenkschwellungen bei
Bouchard-Arthrose

Abb. 142:
Finger-Knöchelpolster über den
Fingermittelgelenken II bis IV

Abb. 143:
Wurstfinger bei Psoriasisarthritis

Abb. 144:
Arthritis urica der Fingermittel-
gelenke II re. und III li. mit starker
Schwellung und Zerstörung
der Gelenke

Abb. 145:
Zyste im Bereich eines Fingerendge-
lenkes als Zeichen einer beginnen-
den Heberden-Arthrose

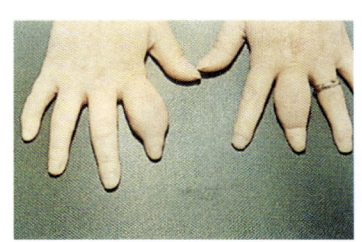

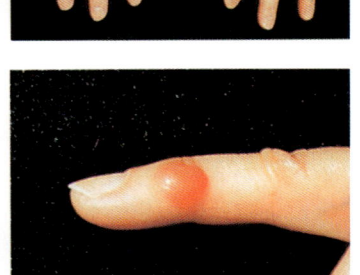

Lokalisation leicht zu diagnostizieren (Abb.158a) und von den Schwellungen der Handgelenke ohne weiteres zu unterscheiden sind. Schließlich seien unter den Schwellungen noch die Rheumaknoten genannt, wie sie sich bei der chronischen Polyarthritis finden können (Abb. 146).

Deformierungen stellen sich besonders bei der chronischen Polyarthritis, der Polyarthrose, bei der Sklerodermie und selten beim systemischen Lupus erythematodes ein. So ist die chronische Polyarthritis im fortgeschrittenen Stadium durch die Ulnardeviation (Abb. 147a und b), Schwanenhals – (Abb. 148) und Knopflochdeformität

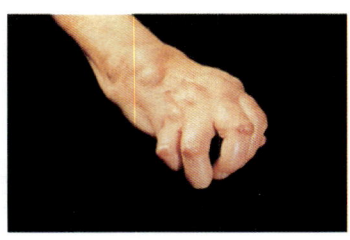

Abb. 146:
Schwere Gelenkdeformierungen,
Rheumaknoten und Tenosynovitis im
Handbereich bei chron. Polyarthritis

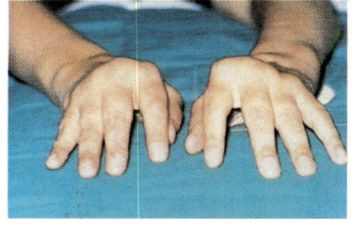
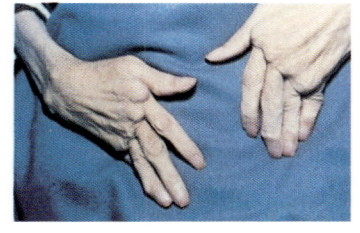

Abb. 147:
Ulnardeviation der Hände bei
chronischer Polyarthritis
a) mit erheblicher Schwellung der
Fingergrundgelenke
b) mit Luxation der Fingergrund-
gelenke II–V bds.

a

b

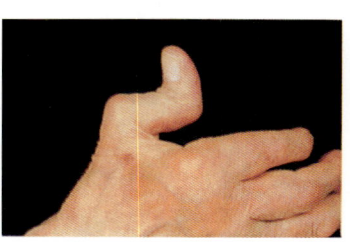
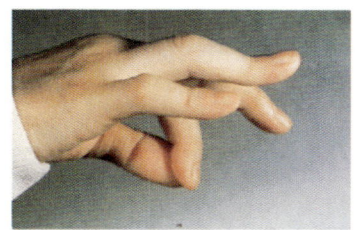

Abb. 148:
Schwanenhalsdeformierung des
Ringfingers bei chron. Polyarthritis

Abb. 149:
Knopflochdeformität des IV. und
V. Fingers bei chron. Polyarthritis

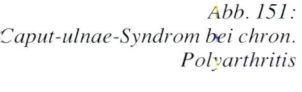
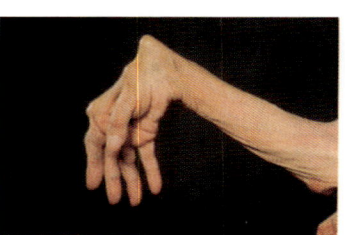
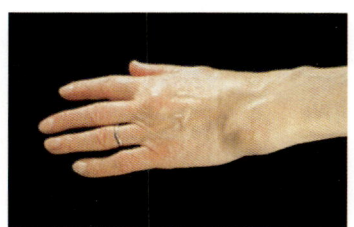

Abb. 150:
»90/90°Deformität« des Daumens
bei chron. Polyarthritis

Abb. 151:
Caput-ulnae-Syndrom bei chron.
Polyarthritis

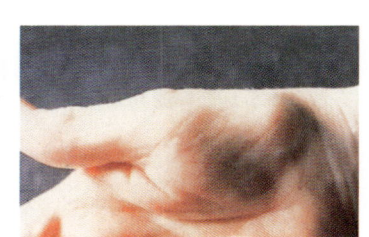

Abb. 152:
Schwerste Zerstörung des Handge-
lenkes mit völliger Luxation der
Hand bei chron. Polyarthritis

Abb. 153:
Thenar-Atrophie bei Karpaltunnel-
syndrom

(Abb. 149), die sogenannte 90/90°-Deformierung des Daumens (Abb. 150), gelegentlich auch durch eine Bajonettstellung des Handgelenkes und ein Caput-ulnae-Syndrom (Abb. 151) oder auch durch völlige Zerstörung des Handgelenkes mit massiver Luxation (Abb. 152) charakterisiert. Durch das Auftreten von Rheumaknoten kann das bunte Bild der Veränderungen im Handbereich ergänzt werden (Abb. 146).

Auch bei der Sklerodermie kommen Deformierungen recht häufig vor, hier insbesondere in Form einer Krallenhand (Abb. 130). Kontrakturen einzelner Finger, insbesondere der Finger 4 und 5 finden sich bei der Dupuytrenschen Kontraktur, bei der auch Veränderungen der Hohlhand mit knotenförmigen Verdickungen nachweisbar sind. Beim systemischen Lupus erythematodes finden sich bei erhaltenen Gelenkstrukturen oft unregelmäßige Deformierungen, während bei der Polyarthrose inspektorisch vor allem leichte radiale Abweichungen der Finger-Endglieder und die Subluxation des Daumenwurzelgelenkes in Erscheinung treten.

Muskelatrophien lassen sich inspektorisch an der Hand recht gut nachweisen. So findet man eine Thenararthrophie bei ausgeprägtem Karpaltunnelsyndrom (Abb. 153) und auch bei der Rhizarthrose, während im Bereich des Hypothenar bei Ulnarisschädigung und bei Dupuytrenscher Kontraktur atrophische Veränderungen gefunden werden. Atrophien der Musculi interossei sind sehr häufig bei einer chronischen Polyarthritis (Abb. 154).

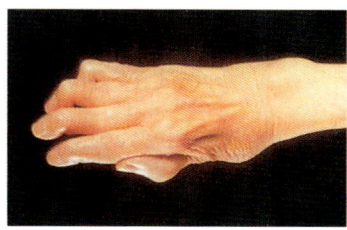

Abb. 154:
Atrophie der Musculi interossei mit
Gelenkdeformierungen und Caput-
ulnae-Syndrom bei chron.
Polyarthritis

Die Palpation erlaubt zunächst die Differenzierung der Gelenksschwellungen. Während Erguß und Kapselschwellungen oft schwierig voneinander zu unterscheiden sind, da beide weich und fluktuierend sind, lassen sich die osteophytären Randanwulstungen der Arthrose mit ihrer derben, harten Konsistenz sehr gut von den entzündlichen Veränderungen abgrenzen. Die Palpation der Fingergelenke kann mit zwei Fingern erfolgen (Abb. 155 a), noch exaktere Resultate erhält man bei Benutzung von vier Fingern, wobei Daumen und Zeigefinger der einen Hand von den beiden Seiten des Gelenkes, der Daumen und Zeigefinger der anderen Hand von dorsal und volar gleichzeitig palpieren (Abb. 155 b). Hierbei wird auch die Druckemp-

Abb. 155:
Palpation eines Fingermittel-
gelenkes
a) mit 2 Fingern
b) mit Daumen und Zeigefinger
beider Hände

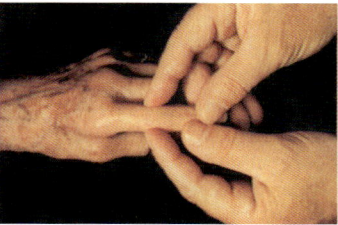

a

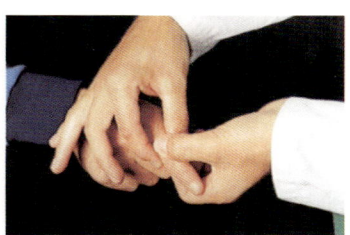

b

findlichkeit der einzelnen Fingergelenke überprüft; durch entsprechende Bewegungen läßt sich bei arthrotischen Veränderungen auch ein Krepitieren nachweisen. Die Druckschmerzhaftigkeit der Fingergrundgelenke II bis IV kann summarisch mit dem sogenannten Gänsslenschen Handgriff (Querkompression der Fingergrundgelenke [Abb. 156]) getestet werden.

Wichtig ist die Palpation der Sehnen und der Sehnenansätze sowie der Sehnenscheiden. So lassen sich Tenosynovitiden bei fehlendem Erguß häufig durch das Schneeballknirschen erkennen, das auch bei der Paratenonitis crepitans beobachtet wird. Knötchenförmige Verdickungen der Beugesehnen tastet man bei der Tendopathia nodosa,

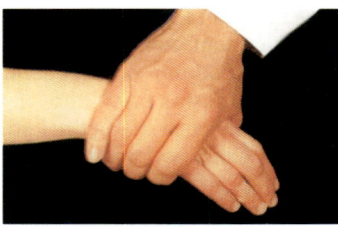

Abb. 156:
Gaensslenscher Handgriff
an der Hand

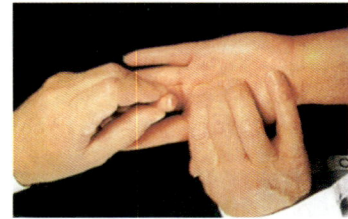

Abb. 157:
Untersuchung eines schnellenden
Fingers. Durch die Palpation der
Beugesehne bei Beugung und
Streckung des Fingers ist eine
temporäre Blockierung dieser Sehne
nachweisbar

dem schnellenden Finger. Die Untersuchungstechnik ist in Abb. 157 dargestellt. Geringe Ergüsse bei Tenosynovitiden, besonders an der Dorsalseite der Hand, kann man – soweit sie nicht durch die Inspektion erkannt werden (Abb. 158 a) – durch Kompression der Sehnenscheide sichtbar machen (Abb. 158 b). Selbstverständlich ist auch

Abb. 158:
Tenosynovitis im Bereich des
Handrückens
a) die tenosynovitische Schwellung
ist neben Gelenkschwellungen schon
inspektorisch nachweisbar
b) ein kleiner Sehnenscheidenerguß
wird durch Kompression der Sehnen-
scheide von proximal nach distal
deutlich erkennbar

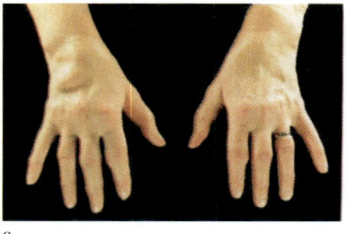 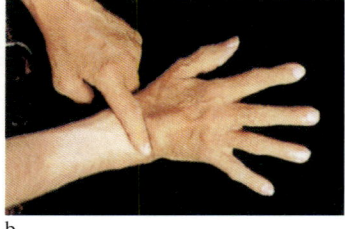

a   b

eine Druckschmerzhaftigkeit der Sehnen und Sehneninsertionen zu überprüfen. Besonders häufig findet sich eine Druckschmerzhaftigkeit der Sehnen bzw. der Sehnenscheide des Musculus abductor pollicis longus und Extensor pollicis brevis (Abb. 159). Diese kann durch eine Beugung des Daumens (Finkelstein-Test, Abb. 160) oder eine Ulnarabduktion der Hand provoziert werden. Oft treten hierbei bereits Spontanschmerzen auf.

Sehnenknoten, wie sie bei der Xanthomatose vorkommen, kann man nicht nur durch die Palpation, sondern oft bereits durch die Inspektion nachweisen.

Abb. 159:
Anatomie des Musculus abductor
pollicis longus und des Musculus
extensor pollicis brevis.
Die Sehnen bzw. die Sehnenscheiden
dieser Muskeln sind häufig irritiert
und hierbei druck-, gelegentlich
auch spontanschmerzhaft

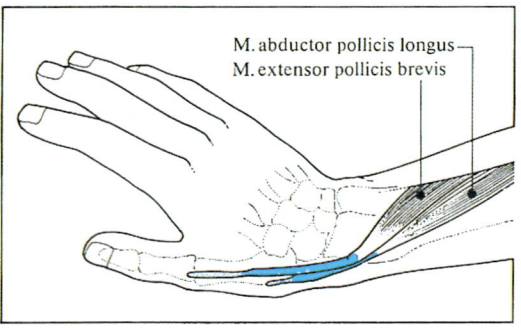

M. abductor pollicis longus
M. extensor pollicis brevis

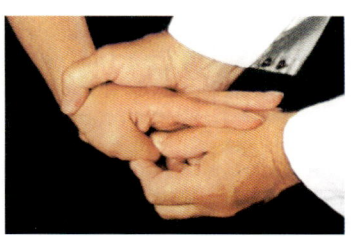

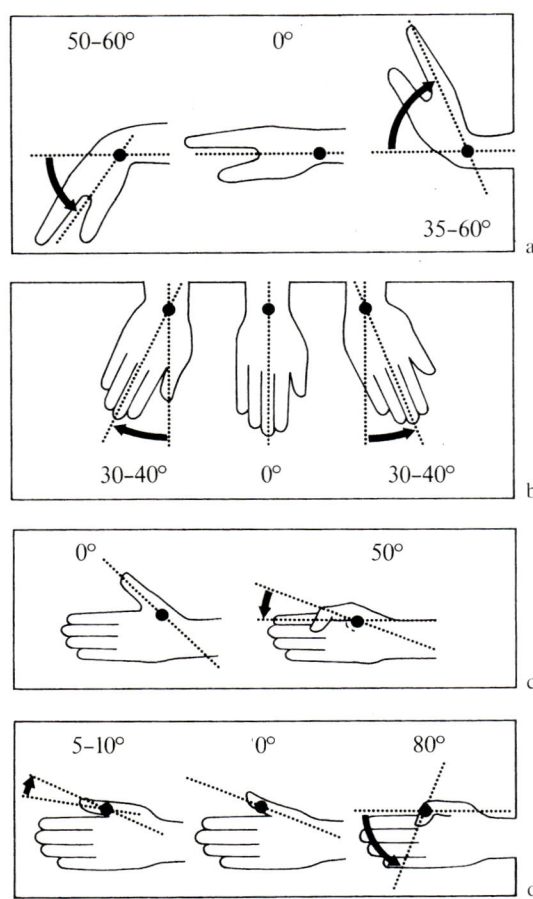

Im Bereich des Karpaltunnels ist der Nervus medianus auf Druck-empfindlichkeit zu untersuchen. Ist eine solche vorhanden und las-sen sich dabei gleichzeitig Parästhesien an der Radialseite der Hand und den Fingern auslösen, so spricht dies für ein Karpaltunnelsyn-drom. Analog erfolgt die Untersuchung auf ein Ulnarissyndrom.

Die Prüfung der Gelenkfunktionen umfaßt einmal die Prüfung der Beweglichkeit einzelner Gelenke, wie sie mit der Neutral-Null-Me-thode gemessen wird (Abb. 161a–d). Die Dorsalflexion des Handge-lenkes kann auch vergleichend bestimmt werden, wenn man die Handinnenfläche mit den Fingern nach oben zusammenlegen läßt. Normalerweise können bei völligem Kontakt der Handflächen die Unterarme annähernd bis zur Horizontalen erhoben werden. Zur Prü-fung der Volarflexion werden die Handrücken mit dem Finger nach unten zusammengelegt. Auch hierbei können die Unterarme im Normalfall bis etwa zur Horizontalen gebracht werden. Bei verstärkter Volar- und Dorsalflexion ist nach Symptomen eines Hypermotilitätssyndroms zu suchen.

Zusätzlich zu den genannten Funktionsprüfungen sind die Globalfunktionen wie z. B. der Spitzgriff (Abb. 162), der Schlüssel-, Rundgriff, Hohlhandgriff u. a. sowie der Faustschluß zu überprüfen. Beim Faustschluß unterscheiden wir die kleine Faust zur Prüfung der Funktion der Fingerend- und -mittelgelenke (Abb. 163 a) und die

Abb. 162:
Spitzgriff

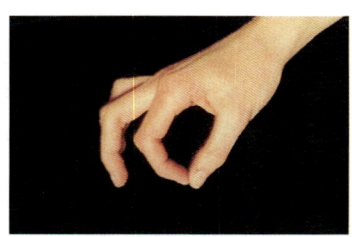

Abb. 163:
Faustschluß als Globalfunktion
verschiedener Gelenke
a = kleine Faust
b = große Faust

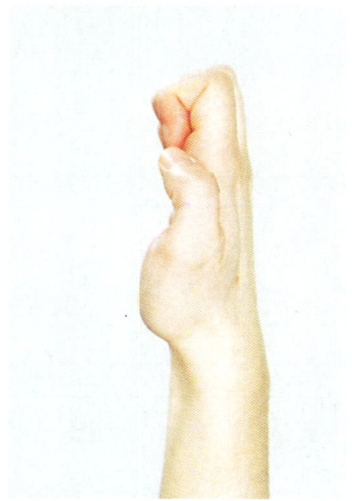

a

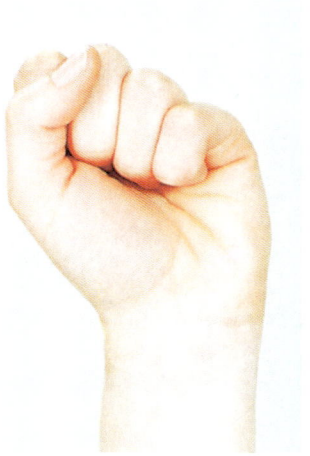

b

Abb. 164:
Opposition des Daumen bei maxima-
ler Beugung im Daumenend-
und -grundgelenk

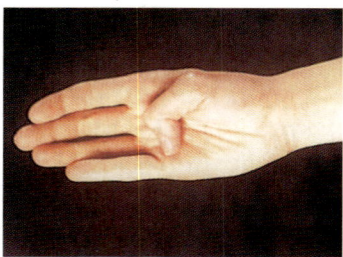

große Faust zur Prüfung auch der Fingergrundgelenksbeweglichkeit (Abb. 163 b). Auch die Opposition des Daumens sollte untersucht werden (Abb. 164). Eine fehlende aktive Beweglichkeit der Finger kann bei erhaltener passiver Beweglichkeit ein Zeichen für eine Sehnenruptur sein (Abb. 165 a und b). Bei der Funktionsprüfung wird auch die Schmerzhaftigkeit der Bewegungen und der Endphasenschmerz (z. B. Volarflexionsschmerz im Handgelenk) überprüft. Durch maximale Volarflexion im Handgelenk über 1 Min. kann die

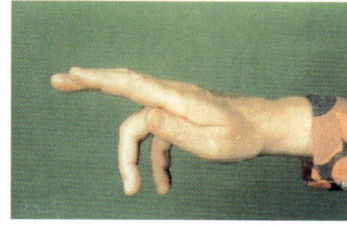
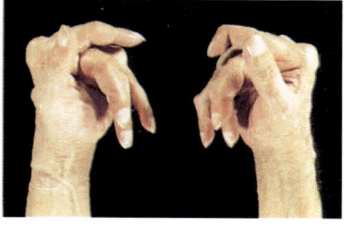

Abb. 165:
Sehnenabrisse
a) Abriß der Strecksehne des 4. und
5. Fingers bei chronischer
Polyarthritis
b) multiple Strecksehnenabrisse bei
chronischer Polyarthritis

a

b

Schmerzsymptomatik beim Karpaltunnelsyndrom provoziert werden.

Die grobe Kraft der Hand wird subjektiv mit Händedruck, objektiv mit einem Dynamometer gemessen. Anstelle eines Dynamometers kann man einen Blutdruckapparat verwenden, dessen locker aufgerollte, auf 20 mm Hg aufgeblasene Manschette durch die Hand zusammengedrückt wird (Abb. 39). Die durchschnittlich durch den Handdruck erzielten Druckanstiege betragen beim Mann ca. 220, bei

Abb. 166:
Messung des Umfangs eines PIP-
Gelenkes mit dem Meßband

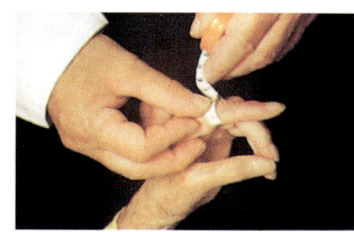

Abb. 167:
Messung des Umfangs eines PIP-
Gelenkes mit einem
Ringbandmeßgerät

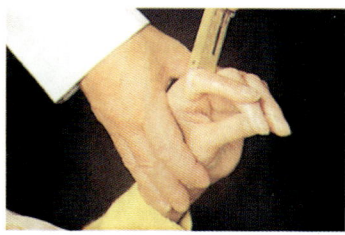

Abb. 168:
Messung des Umfangs eines PIP-
Gelenkes mit einer
Fingerlochscheibe

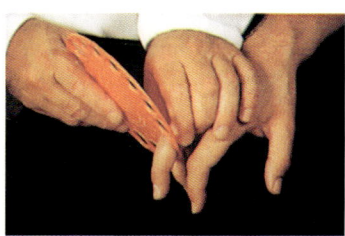

der Frau ca. 180 mm Hg.
Für Verlaufskontrollen, insbesondere der chronischen Polyarthritis, bei der die Fingermittelgelenke sehr häufig geschwollen sind, empfiehlt sich eine exakte Umfangmessung dieser Gelenke. Dies ist mit einem einfachen Zentimetermaß möglich (Abb. 166), doch können hierzu auch spezielle Apparaturen herangezogen werden (Abb. 167 und 168), Umfangdifferenzmessungen der anderen Gelenke sind von geringerer Bedeutung.

Die Untersuchung
der unteren Extremitäten

Im Gegensatz zu den oberen Extremitäten haben die unteren Extremitäten einerseits statische Funktionen, tragen sie doch das gesamte Körpergewicht, zum anderen auch dynamische Funktionen im Rahmen der Fortbewegung. Diese Funktionen sollten beim Patienten zunächst global überprüft werden. Beim stehenden Patienten erkennt man verschiedene Anomalien, insbesondere Beinverkürzungen, Fehlstellungen der Gelenke, wie Genua vara und Genua valga (Abb. 169), sowie Fußabnormitäten, vor allem in Form des Senk-,

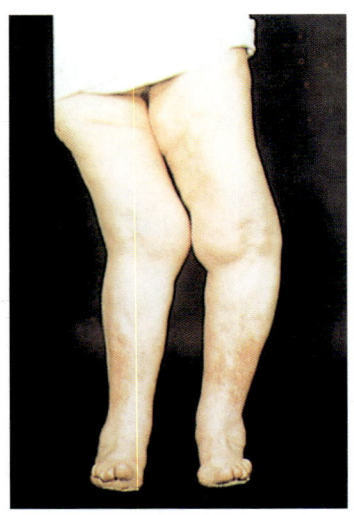

Abb. 169:
Rechtsseitiges Genu valgum, links-
seitiges Genu varum bei
Gonarthrose

Spreiz-, Platt- und Knickfußes und Zehendeformitäten (Hallux valgus, Hammerzehen). Bei der Gesamtbetrachtung der unteren Extremitäten sind auch Muskelatrophien am besten erkennbar, die durch entsprechende Messungen (Abb. 97 b) objektiviert werden müssen. Das gleiche gilt von Verdickungen im Bereich der Ober- und Unterschenkel, insbesondere aber von Gelenkschwellungen (Kniegelenk, Sprunggelenk). Die Umfangmessungen dieser Gelenke erlauben Rückschlüsse über Veränderungen der Schwellungen im Krankheitsverlauf. Desgleichen sind Beinverkürzungen durch entsprechende Messungen zu erfassen (Abb. 98 b, 170 a und b). Variable Beinlängendifferenzen, wie sie bei Beckenverwringungen beobachtet werden (unterschiedliche Beinlängen im Liegen und Sitzen), lassen sich durch solche Messungen von echten Beinlängendifferenzen unterscheiden.

Die dynamische Funktion der Beine kann am besten beim Gehen mit Betrachtung des Gangbildes von vorne, von hinten und von der Seite überprüft werden. Störungen der Gelenkfunktionen machen sich hierbei frühzeitig bemerkbar und lassen schon aufgrund des Gang-

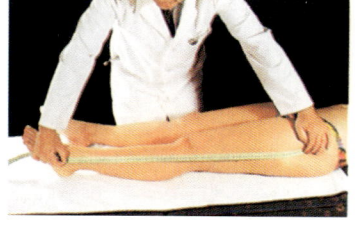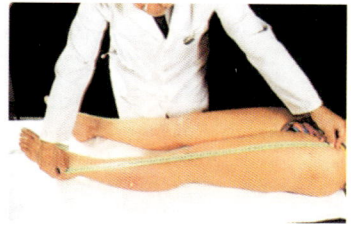

Abb. 170:
Möglichkeiten der klinischen Prüfung von Beinlängendifferenzen
a) von der Spitze des Trochanter majors bis zur Spitze des äußeren Knöchels
b) von der Crista iliaca anterior superior bis zum äußeren Knöchel

a   b

bildes auf die Affektionen bestimmter Gelenke schließen. Je nach Ausprägung der Gelenkveränderungen kann man ein Schonhinken bei Gelenkschmerzen und ein Versteifungshinken bei weitgehend aufgehobener Gelenkfunktion unterscheiden. Hiervon zu trennen ist das Verkürzungshinken z. B. nach Frakturen und das Duchenne-Trendelenburgsche Hinken bei muskulärer Insuffizienz sowie die Gehbehinderungen durch neurologische Affektionen. Leichtere Schwächezustände der Muskulatur durch neurologische oder muskuläre Erkrankungen erkennt man beim Aufstehen und Hinsetzen, beim Stuhl- und Treppensteigen, beim Einbeinstand etc., Muskelkontrakturen bei entsprechenden Dehnbewegungen.

Die Untersuchung der Hüftregion

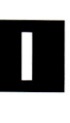

Die Inspektion der Hüftregion bietet außer den bereits für die Beckenregion dargestellten Befunden meist keine zusätzlichen Veränderungen, da das Hüftgelenk durch den umgebenden Muskelmantel der direkten Betrachtung nicht zugänglich ist. Nur selten werden Schwellungen infolge von Tumoren, Weichteilverkalkungen (Abb. 171 a und b), Weichteilabszessen (z. B. Senkungsabszesse bei Spondylitis tuberculosa) etc. in der Hüft- bzw. Inguinalregion sichtbar.

Die Hüftgelenkkapsel kann nur unterhalb des Leistenbandes und hinten unterhalb und seitlich der Tuberositas ischii auf Druckdolenz untersucht werden (Abb. 172). Bei Hüftgelenksaffektionen kann man hier besonders bei Rotation ggf. ein Krepitieren nachweisen. Zahlreich sind die Druckpunkte, die sich bei Insertionstendinosen und

Abb. 171:
Verkalkungen in der Hüftregion bei Sklerodermie
a) klinisches Bild
b) Röntgenbild

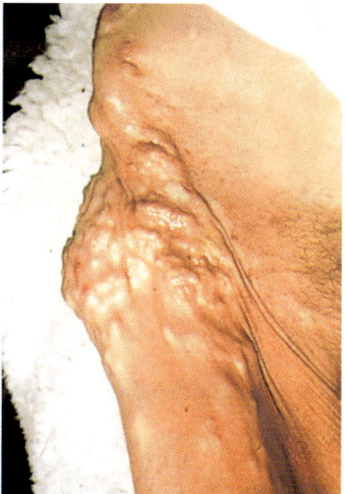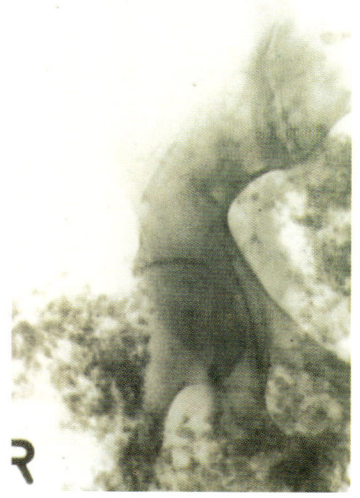

a   b

Abb. 172:
Prüfung der Druckdolenz des
Hüftgelenkes von vorne

Abb. 173:
Druckpunkte von Insertionstendino-
sen im lateralen Hüftbereich.
Besonders der Trochanter major ist
häufig druck- und spontanschmerz-
haft. Die Druckschmerzhaftigkeit
kann am ganzen Trochanter major
vorhanden sein oder auf die Mitte,
den oberen und/oder unteren und
den hinteren Pol begrenzt sein

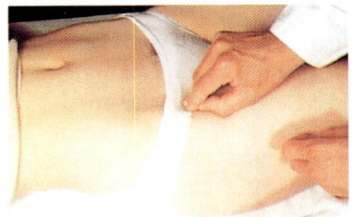

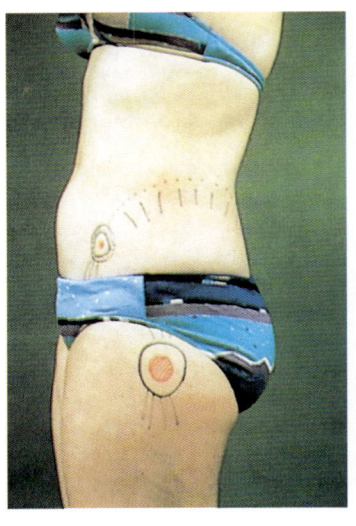

Tendomyosen ergeben (Abb. 77, 78 a und b, 80, 173). Besonders häufig sind Insertionstendinosen am Trochanter major, wo die Druckschmerzprüfung aber eine sichere Differenzierung zwischen Insertionstendopathien und Bursitiden oft nicht zuläßt. Tendomyosen und »trigger points« finden sich häufig im Bereich des Musculus glutaeus medius und des Musculus piriformis (Piriformissyndrom). Letzteres wird durch eine starke Druckschmerzhaftigkeit des angespannten Muskels bei Innenrotation und Adduktion erkennbar. Auch das Psoassyndrom wird vor allem bei Dehnung dieses Muskels (Hyperextension des Hüftgelenkes) manifest, wobei oft ein Druckschmerz am Trochanter minor nachweisbar ist. Auch andere Tendomyosen mit Insertionstendinosen werden durch Dehnung des Muskels spontan- und vermehrt druckschmerzhaft wie z. B. beim Musculus-gracilis-Syndrom oder beim Insertionstendinosen des Musculus abduktor longus.

Durch eine Druckschmerzhaftigkeit im trochanteren Bereich ist meist das Tractus-iliotibialis-Schnappen (schnappende Hüfte) ge-

Abb. 174:
Messung der Beweglichkeit der
Hüftgelenke mit der
Neutral-O-Methode
a = Beugung – b = Streckung –
c = Innen- und Außenrotation in
Bauchlage – d = Innen- und Außen-
rotation in Rückenlage – e = Adduk-
tion und Abduktion

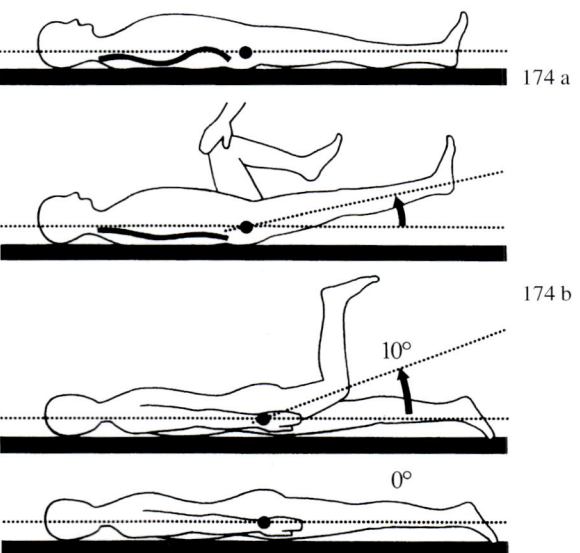

174 a

174 b

10°

0°

174 c

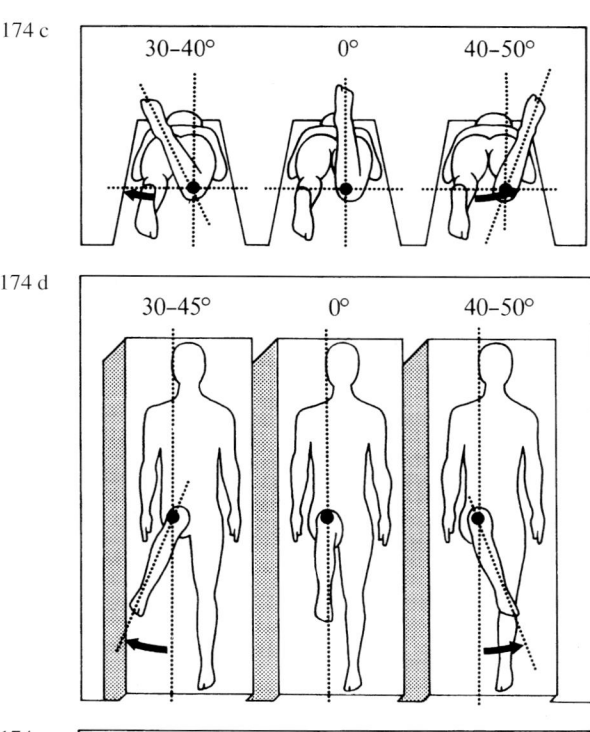

| 30–40° | 0° | 40–50° |

174 d

| 30–45° | 0° | 40–50° |

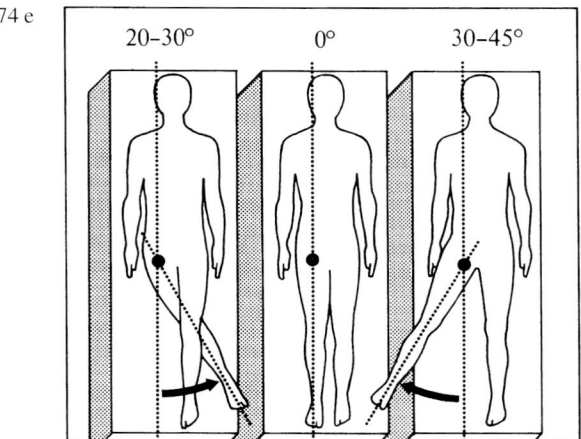

174 e

| 20–30° | 0° | 30–45° |

kennzeichnet. Hierbei tastet man ein zum Teil schmerzhaftes Schnappen des Tractus oder des Musculus glutaeus maximus über dem Trochanter major bei Flexion und Extension im Hüftgelenk (z. B. radfahren). Auch bei Polymyalgia rheumatica ist die Muskulatur im Hüftbereich häufig druckschmerzhaft. Das Unterhautzellgewebe kann besonders über den Trochanteren bei der Pannikulose druckempfindlich sein, desgleichen bei Fettgewebsgeschwülsten wie bei der Lipomatosis dolorosa Dercum. Abzutrennen von der durch Insertionstendinosen und Insertionstendinitiden – letztere kommen insbesondere am Os ischii im Rahmen seronegativer Spondarthritiden vor – bedingten Druckschmerzhaftigkeit sind Druckschmerzen, die durch Apophysenausrisse oder durch Frakturen z. B. im Bereich der Schambeinäste ausgelöst werden. Sie gehen häufig mit einer Spontanschmerzhaftigkeit einher.

Schließlich sei der Druckschmerz bei Nervenkompressionssyndromen erwähnt. Diese finden sich vor allem im Bereich des Nervus cutaneus femoris lateralis in den lateralen Partien des Leistenbandes und des Nervus ilio-inguinalis beim Durchtritt durch die Bauchwandmuskeln.

Die Funktionsprüfung umfaßt zunächst die Beweglichkeit des Hüftgelenkes, die wiederum mit der Neutral-Null-Methode gemessen wird (Abb. 174 a–e). Hierbei werden oft Streckausfälle der Hüftgelenke übersehen, wie sie durch Schrumpfung der vorderen Gelenkkapselanteile oder durch eine Verkürzung der Hüftbeugemuskulatur verursacht werden, da sie durch eine Beckenkippung mit Vertiefung der Lendenlordose verschleiert werden. Deshalb muß die Untersuchung auch in Bauchlage erfolgen (Abb. 174 b), wobei die Längenmessung des Musculus rectus femoris durch eine Flexionsbewegung im Kniegelenk erfolgen kann. Hierbei soll das Becken mit der Hand fixiert werden. Der verkürzte Muskel wird bei der Testung zu einem weichen Stopp führen. Sehr geeignet zum Nachweis von Flexionskontrakturen im Hüftgelenk ist auch der Thomassche Handgriff (Abb. 175), mit dem eine durch Lordosierung der LWS hervorgeru-

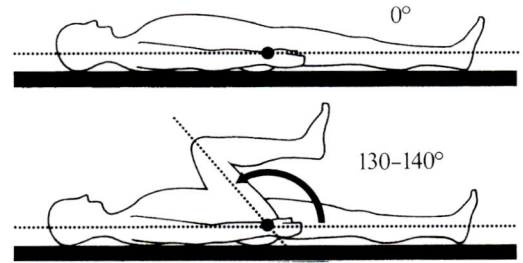

Abb. 175:
Thomasscher Handgriff zur Feststellung einer Beugekontraktur im Hüftgelenlenk

fene stärkere Beckenkippung vermieden wird, so daß der Streckausfall in Rückenlage erkennbar wird. Die maximale Abduktion beider Hüftgelenke wird durch die Messung des Intermaleolar-Abstandes objektiviert. Abduktions- und Adduktions-Kontrakturen führen zu funktionellen Beinlängendifferenzen. Gleicht sich der Beckenschiefstand durch Spreizstellung aus, so handelt es sich um eine Abduktionskontraktur, während bei der Adduktionskontraktur der Ausgleich durch Überkreuzen der Beine erreicht wird. Das freibewegliche Bein muß also eine dem kranken Bein analoge Stellung einnehmen, um die Beckenstatik auszugleichen. Bei der Untersuchung der Rotation in einem Hüftgelenk kann auch das sogenannte Viererzeichen herangezogen werden (Abb. 176).

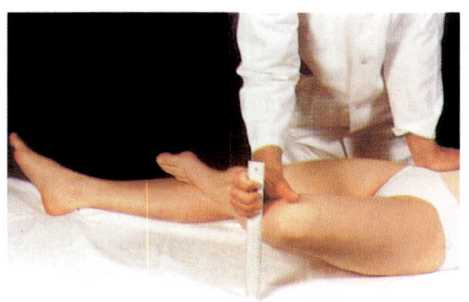

Abb. 176:
Viererzeichen zur Prüfung der Außenrotation und Abduktion im Hüftgelenk

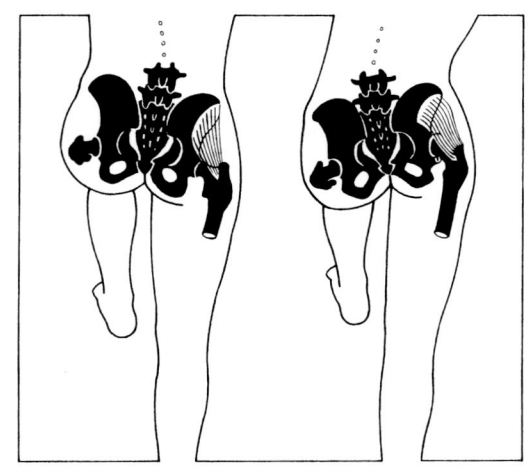

Abb. 177:
Trendelenburgsches Zeichen.
Normalerweise wird das Becken
beim Einbeinstand auf der nicht
belasteten Seite angehoben, bei
Läsionen besonders des Glutaeus
medius sinkt diese Seite ab

Die Funktion der pelvitrochantären Muskulatur wird durch das Trendelenburgsche Zeichen beim Einbeinstand überprüft (Abb. 177). Physiologisch wird beim Stand auf einem Bein die Beckenseite des elevierten Beines leicht angehoben. Bei Insuffizienz der pelvitrochantären Muskulatur neigt sich das Becken zur Seite des Spielbeins (positives Trendelenburgsches Zeichen). Die statisch notwendige Balance wird durch Neigung des Rumpfes zur Standbeinseite hergestellt. Beim beidseitig positiven Trendelenburgschen Zeichen ist ein Duchenne-Trendelenburgsches Hinken (Watschelgang) vorhanden.

Neben den genannten Untersuchungen ist die Kraft der verschiedenen Muskeln durch Bewegung gegen Widerstand zu prüfen (z. B. Hüftabduktoren in Seitlage).

Die Untersuchung der Kniegelenksregion

Die Untersuchung des Kniegelenkes ist bei dem relativ komplexen Aufbau dieses Gelenkes recht diffizil, doch ist es mit Hilfe einer exakten klinischen Diagnostik möglich, die meisten der sich im Kniegelenksbereich manifestierenden Erkrankungen zu diagnostizieren, so daß man andere Untersuchungstechniken nur noch zur Bestätigung bzw. zur Sicherung der Diagnose benötigt. Immer ist zu beachten, daß Knieschmerzen oft auch durch Läsionen anderer Regionen (z. B. Hüftgelenk) bedingt sind und diese deshalb unbedingt in die Untersuchung einzubeziehen sind.

Bereits bei der Inspektion gewinnt man häufig durch die Beurteilung der Schwellung und der Verfärbung des Gelenkes sowie der Fehlstellung wichtige diagnostische Anhaltspunkte. Hautrötungen über dem Knie beobachtet man einmal bei der Bursitis praepatellaris, dann auch bei sehr akuten Arthritiden, insbesondere septischen Arthritiden oder der Gichtarthritis. Die eigentlichen rheumatischen Arthritiden dagegen lassen auch bei hoher Aktivität meist eine Hautverfärbung vermissen.

Schwellungen sind im Kniegelenksbereich besonders gut erkennbar. Hier ist die durch einen Gelenkerguß hervorgerufene, auf die Grenzen der Synovialhöhe und des oberen Gelenkrezessus beschränkte Schwellung (Abb. 23, 178) von Gelenkverdickungen abzutrennen,

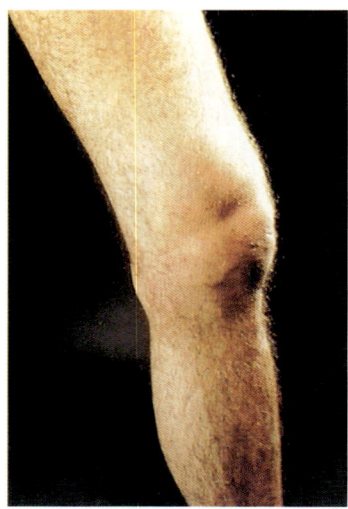

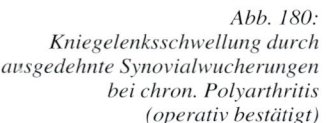
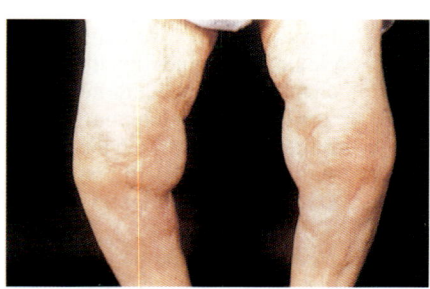
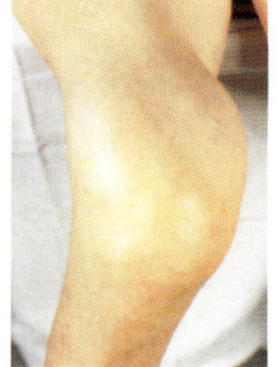

die durch Arthrosen (Abb. 179) oder durch eine Bursitis praepatellaris hervorgerufen werden, wobei im Bursabereich auch mehr oder weniger massive Verkalkungen auftreten können. Eine Differenzierung zwischen Gelenkerguß und Schwellung, die durch Synovialwucherungen hervorgerufen wird (Abb. 180), ist dagegen visuell nicht sicher möglich, hierzu ist in der Regel die Palpation erforderlich. In der Kniekehle sind Schwellungen größeren Ausmaßes vor allem bei der Baker-Zyste zu beachten (Abb. 181). Diese mit dem Gelenkinnenraum verbundenen Poplitealzysten, die wahrscheinlich präformierten Bursen entsprechen, können sich durch den Erguß sehr

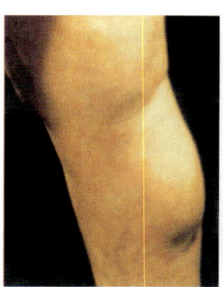
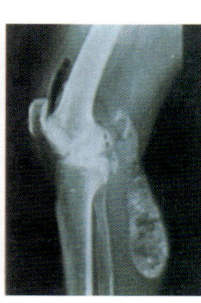
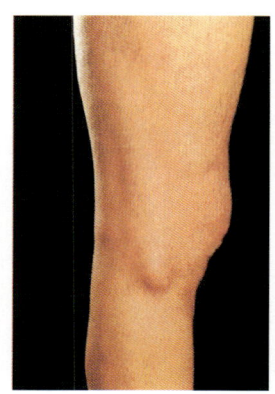

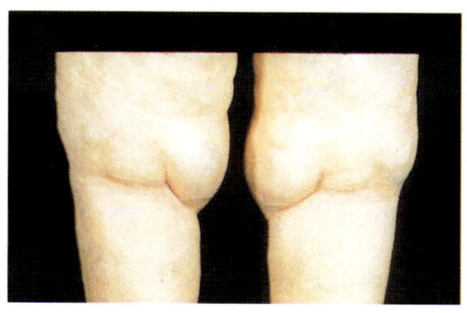

stark ausweiten und bis in die Wade, ja bis zum Sprunggelenk reichen, und durch Rupturierung zum Bild der Pseudo-Thrombophlebitis mit entzündlichen Reizerscheinungen führen. Auch Aneurysmen und Tumoren können Schwellungen in der Poplitealregion bedingen. Meniskus-Ganglien in den lateralen und medialen Partien des Kniegelenksspaltes (Abb. 182) sind relativ selten. Häufiger treten Verdickungen im Bereich der Innenseite des Kniegelenkes bei adipösen Patienten auf. Diese Fettgewebswülste (Abb. 183) können besonders im Rahmen von Kniegelenkserkrankungen sehr schmerzhaft werden (Liparthrosis sèche).

Sehr häufig erkennt man bei der Betrachtung des Kniegelenkes Deformierungen, insbesondere Varus- und Valgusstellungen, wie sie vor allem infolge der Gonarthrose auftreten (Abb. 31, 169). Diese Achsenabweichungen sollen auch in Winkelgraden gemessen werden. Bei erheblichen Zerstörungen der gelenkbildenden Gewebsstrukturen kommt es infolge Subluxation oder gar Luxation z. T. zu massiven Fehlstellungen. Hier können sowohl extreme Genua vara und -valga wie auch Subluxationen nach hinten auftreten.

Muskelatrophien besonders im Quadrizepsgebiet werden bei Kniegelenksaffektionen sehr häufig beobachtet und am besten durch entsprechende Messungen objektiviert. Natürlich ist dann noch die Kraft gegen Widerstand und der Muskeltonus zu überprüfen.

 Die Palpation hat vor allem das Ziel, den Ort des Schmerzes im Kniegelenksbereich genau zu lokalisieren, wozu alle Kniegelenkanteile einschließlich Sehnen- und Bänderansätze, soweit möglich auch die Patellahinterfläche und die Femurkondylen (bei extremer Beugung des Kniegelenkes) palpiert werden sollen. Darüber hinaus ist es meist möglich, durch die Palpation vorhandene Schwellungen zu differenzieren und in Kombination mit der Funktionsanalyse Instabilitäten und Störungen der Gelenkmechanik z. B. durch Meniskopathien nachzuweisen, nicht zuletzt auch entzündliche Prozesse und Knorpelläsionen exakt zu erfassen.

Entzündliche Prozesse lassen sich bereits durch die oft mit der tastenden Hand recht eindeutig zu erkennende Überwärmung im Kniegelenksbereich nachweisen. Auch die Differenzierung der Gelenkschwellungen (Erguß, Synovialhypertrophie, knöcherne Verdickungen, Fettgewebsveränderungen, Poplitealzysten, Aneurysmen und Tumoren im Bereich der Poplitea) wird durch die Palpation meist ermöglicht, doch sind zur exakteren Unterscheidung auch Zusatzuntersuchungen (Arthrosonographie, Arthroskopie etc.) erforderlich.

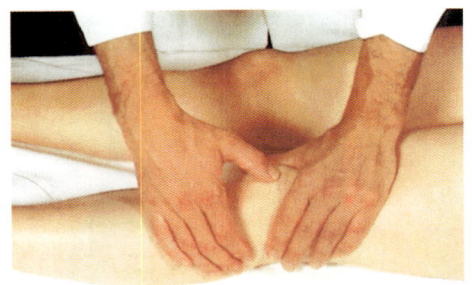

Abb. 184:
Prüfung des Patellatanzens bei
Kniegelenkserguß

Charakteristisch für den Gelenkerguß ist das Patellatanzen (Abb. 184). Dabei wird mit der einen Hand der Erguß aus dem oberen Rezessus unter die Kniescheibe und mit dem Daumen oder Zeigefinger der anderen Hand die Patella in Richtung der Femurkondylen gedrückt. Ein fragliches Patellatanzen kann auch bei Synovialverdickungen gelegentlich festgestellt werden. Eine weitere Möglichkeit zum Nachweis des Kniegelenkergusses ist das sogenannte »bulge signe«. Hierbei wird der Gelenkerguß zunächst von medial nach lateral gedrückt. Dann wird er mit ein oder zwei Fingerspitzen stoßartig wieder aus dem Bereich des lateralen Rezessus nach medial gedrückt, wo jetzt eine Buckelung sichtbar wird (Abb. 185). Bei sehr

Abb. 185:
»Bulge signe« = Stoßzeichen
(s. auch Text)

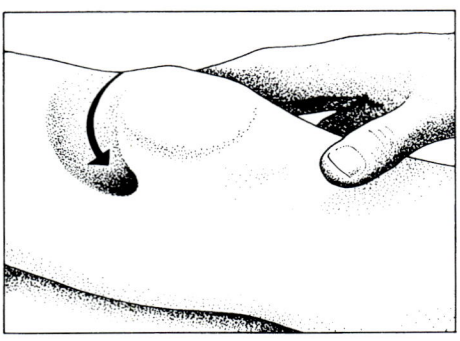

Abb. 186:
Ertasten eines Kniegelenksergusses
seitlich der Patella

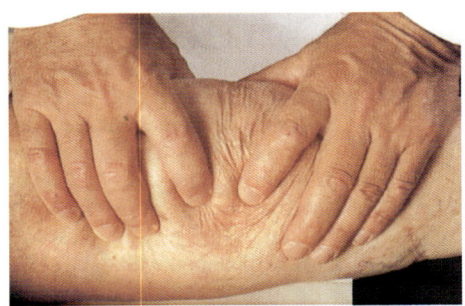

kleinen Ergüssen fehlt mitunter das Patellatanzen. In diesen Fällen ist der Erguß oft lateral oder medial von der Patella zu ertasten, wenn gleichzeitig der obere Rezessus komprimiert wird (Abb. 186). Zur Unterscheidung zwischen einem Gelenkerguß und einer Kapsel- bzw. Synovialverdickung palpiert man medial über dem Femurkondylus am Ansatz der Gelenkkapsel. Bei Synovialverdickungen tastet man hier eine weiche, jedoch nicht flukturierende Schwellung.

Gelegentlich können auch nichtsichtbare Ganglien im Bereich des medialen wie auch des lateralen Gelenkspaltes getastet werden.

Durch Nachweis eines Druckschmerzes werden die den Schmerz verursachenden Strukturen genauer lokalisiert. Während artikuläre Veränderungen durch einen Druckschmerz vor allem im Bereich des Kniegelenkspaltes charakterisiert sind, finden sich bei periartikulären Prozessen entsprechend den verschiedenen Strukturen (Abb. 187) unterschiedliche Punkte mit erhöhtem Druckschmerz (Abb. 188).

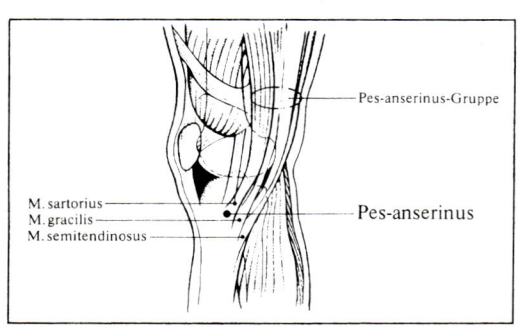

Abb. 187:
Anatomie der wichtigsten periartikulären Strukturen in der Kniegelenksregion

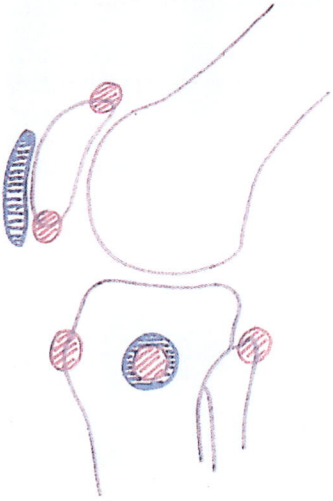

Abb. 188:
Druckpunkte bei Insertionstendinosen und -tendinitiden (rot) sowie Lokalisation von Bursitiden (blau) in der Kniegelenksregion

Für die exakte Erfassung von Band- und Knorpelläsionen einschließlich Meniskopathien ist die Palpation in Kombination mit bestimmten Bewegungen erforderlich. So ist die Gonarthrose – sowohl des Femoropatellar- als auch des Femoro-Tibialgelenkes – durch ein Knirschen bei Bewegung charakterisiert. Das Femoro-Tibialreiben kann man beim Beugen und Strecken des Kniegelenkes palpieren oder auskultieren. Ein Femoropatellarreiben wird man durch Verschiebung der an die Femurkondylen angepreßten Patella am besten erfassen. Bereits geringfügige Läsionen im Bereich des Femoropatellargelenkes führen auch zu einem positiven Zohlenschen Zeichen. Hierbei wird die Patella bei gestrecktem Kniegelenk nach unten gegen die Kondylen gedrückt und dann passiv oder aktiv bewegt. Bei der aktiven Bewegung wird der Patient gebeten, die Patella nach oben zu ziehen (Abb. 189). Bei Läsionen des Gelenkes treten hierbei

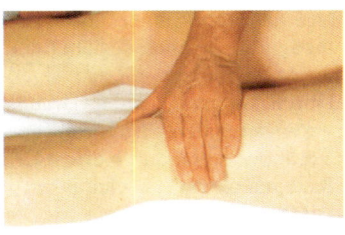
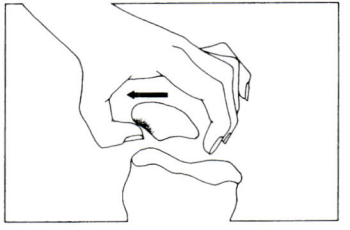

Abb. 189:
Prüfung des Zohlen-Zeichens
(s. auch Text)

Abb. 190:
Palpation der Patellahinterfläche
(s. auch Text)

mehr oder weniger intensive Schmerzen auf. Dieser Test muß sehr vorsichtig durchgeführt werden, da sonst lang anhaltende Schmerzen resultieren können. Auch die Palpation der Patellarückfläche bei nach lateral oder medial verschobener Patella (Abb. 190) läßt einen Knorpelschaden durch die Druckschmerzhaftigkeit frühzeitig erkennen.

Besonders wichtig ist die Untersuchung der Menisci mit den verschiedenen Meniskuszeichen. Bei einer Alteration eines Meniskus kommt es zu belastungsabhängigen Schmerzen an der Medial- bzw. Lateralseite des Kniegelenkes, zusätzlich findet sich eine Druckschmerzhaftigkeit in Höhe des medialen bzw. lateralen Gelenkspaltes. Durch die folgenden Provokationstests kann die Meniskusläsion noch exakter erfaßt werden:

1. Steinmann I (= Rotationsschmerz):
Die Prüfung der Rotation erfolgt bei unterschiedlich starker Beugung des Kniegelenkes. Ein Innenschmerz bei Außenrotation des Unterschenkels weist auf eine Läsion des medialen Meniskus, ein Außenschmerz bei Innenrotation auf eine solche des lateralen Meniskus hin (Abb. 191 a und b).

Abb. 191:
Meniskuszeichen: Steinmann I
a = in Bauchlage
b = in Rückenlage (s. auch Text)

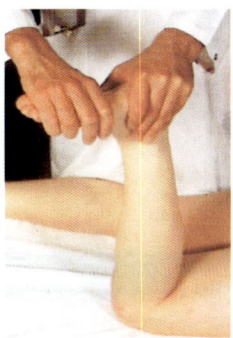
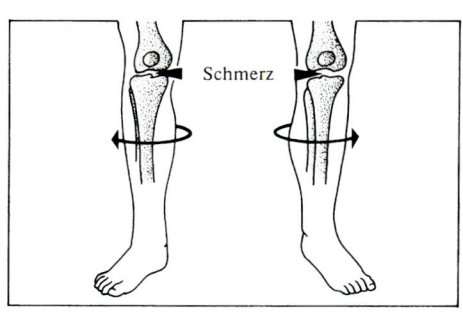

a

b

Abb. 192:
Meniskuszeichen (Steinmann II):
Der bei gestrecktem Kniegelenk im
vorderen Gelenkspalt lokalisierte
Schmerz wandert bei einer Menisko-
pathie beim Beugen nach hinten

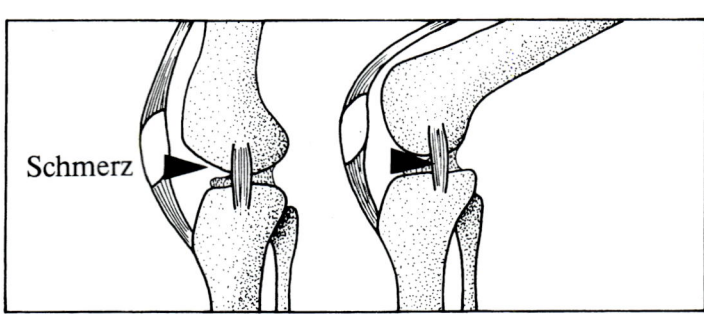

2. Steinmann II:
Der bei gestrecktem Kniegelenk im vorderen Gelenkspalt lokalisierte Schmerz wandert beim Beugen nach hinten (Abb. 192). Bei Läsion des lateralen Meniskus beobachtet man dieses Phänomen an der lateralen Seite, bei einer Läsion des medialen an der medialen Seite.

3. Böhler:
Schmerzen im Bereich des inneren Kniegelenkspaltes bei Adduktion des Kniegelenkes weisen auf eine Schädigung des medialen, solche bei Abduktion im Bereich des äußeren Kniegelenkspaltes auf eine Schädigung des lateralen Meniskus hin.

4. Payr:
Ein senkrechter Druck auf die im Türkensitz abgespreizten Kniegelenke führt bei Läsion des medialen Meniskus zu Schmerzen an der medialen Gelenkseite (Abb. 193).

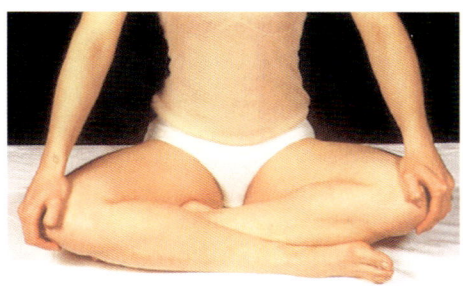

Abb. 193:
Meniskuszeichen: Payr-Test zum Nachweis einer Läsion eines inneren Meniskus. Der im Türkensitz sitzende Patient drückt die Kniegelenke gegen die Unterfläche. Bei einer Läsion des inneren Meniskus treten an der Innenseite des Kniegelenkes Schmerzen auf

5. Apley:
Bei Kompression und Rotation des um 90° gebeugten Kniegelenkes kommt es zu Schmerzen, die sich je nach Meniskusschädigung medial oder lateral manifestieren. Bei Distraktion und Rotation auftretende Schmerzen deuten dagegen auf eine Distorsion hin (Grinding-Test).

In einzelnen Testen ist neben der Schmerzhaftigkeit auch auf Klicks zu achten.

Ein sicherer Ausschluß einer Meniskusläsion ist durch die genannten Methoden nicht möglich, hierzu muß ggf. eine Arthroskopie oder das MRI herangezogen werden.

Zum Nachweis von Kreuzbandläsionen dient das sogenannte Schubladenphänomen, das bei dem um 90° gebeugten Kniegelenk geprüft wird. Die vordere Schublade (Abb. 194 a) weist auf eine Läsion des vorderen Kreuzbandes, die hintere Schublade (Abb. 194 b) auf eine solche des hinteren Kreuzbandes hin.

Instabilitäten der Seitenbänder werden durch Ab- und Adduktion des Kniegelenkes bei gleichzeitiger Palpation im Bandbereich geprüft, wobei das Kniegelenk einmal völlig gestreckt, zum anderen in einem Winkel von etwa 30° zur Entspannung der hinteren Kapsel gebeugt wird (Abb. 38), denn die hintere Kapsel kann bei gestrecktem Kniegelenk eine Seitenstabilität vortäuschen. Wichtig ist auch die Prüfung der Kniegelenkstellung bei Belastung, d. h. im Einbeinstand,

Abb. 194:
Schubladenphänomen bei
Kreuzbandläsionen
a = vordere Schublade bei Läsion
des vorderen Kreuzbandes
b = hintere Schublade bei Läsion
des hinteren Kreuzbandes

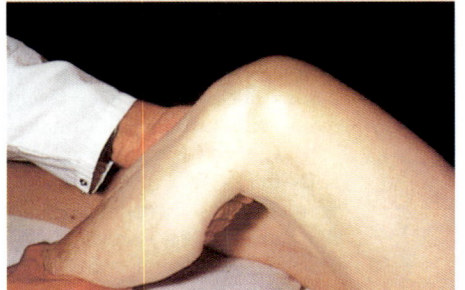

a

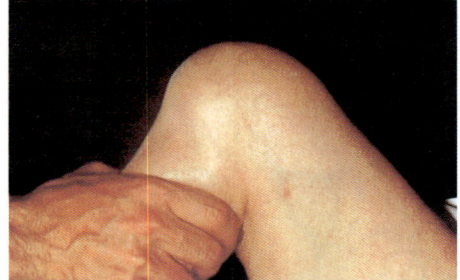

b

Abb. 195:
Schwere Instabilität des re. Kniege-
lenkes bei tabischer Arthropathie
a) unbelastet tritt eine Valgus-
stellung nur gering in Erscheinung
b) belastet kommt es zu einer sehr
starken Valgusstellung

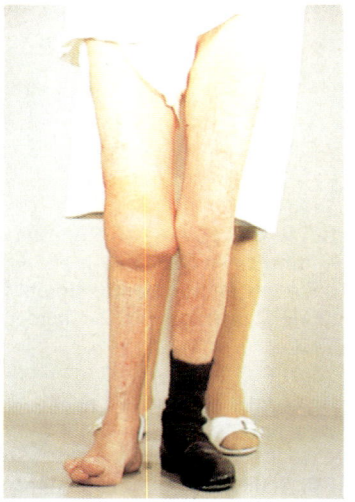

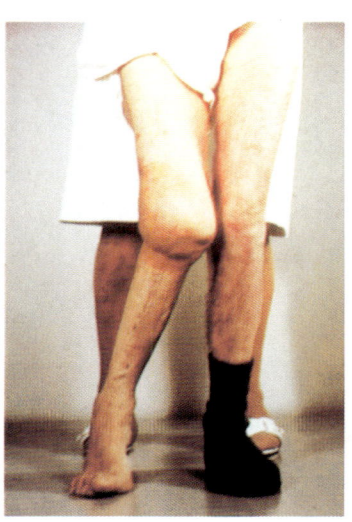

a   b

bei dem Varus- und Valgusdeformierungen durch Instabilität nicht selten besser als bei der genannten Prüfung in Erscheinung treten.

Besteht eine traumatische Läsion der Seitenbänder ohne Ruptur, so wird in dem entsprechenden Bereich ein Druck-, ggf. auch ein Spontanschmerz angegeben.

Zur Überprüfung der Rotationsstabilität wird der Fuß bei um 90° gebeugtem Kniegelenk in einem Winkel von 45° nach außen rotiert und fixiert, anschließend wird der Unterschenkel ruckartig nach vorne gezogen. Bewegungen nach vorn deuten eine Rotationsinstabilität an. Vorher ist die Intaktheit des lateralen Seitenbandes und des hinteren Kreuzbandes zu überprüfen.

Schwere Läsionen der gelenkbildenden Knorpel- und Knochen-
partien, die natürlich auch mit Bandläsionen einhergehen, können
ebenfalls zu massiven Instabilitäten führen (Abb. 195 a und b). Gelegentlich tastet man auch eine Schmerzhaftigkeit im Bereich des Fi-
bulaköpfchens, die durch eine Subluxation im Tibio-Fibulargelenk
bedingt sein kann. Auch bei generalisierten Tendomyopathien können die hier gelegenen Band- und Sehnenansätze druckempfindlich
sein.

Selten sind »Entrapments« (Engpaßsyndrome) etwa des Nervus
peroneus in Höhe des Kniegelenkes, die mit einem im Nervenverlauf
gelegenen Druckschmerz einhergehen können.

Die normalen Bewegungsausmaße des Kniegelenkes sind in Abbildung 36 dargestellt. Bei Krankheitsprozessen im Kniegelenksbereich
findet man nicht selten eine Einschränkung der Beweglichkeit, besonders einen Streckausfall, der infolge einer funktionellen Beinverkürzung zu einer erheblichen Behinderung vor allem beim Gehen
führen kann, auch wenn er nur wenige Grade ausmacht. Zur Prüfung
des Streckausfalls bei Bewegung gegen Widerstand ist zu bedenken,
daß dieser nicht nur muskulär oder neurogen, sondern auch durch
eine Ruptur des Strecksehnenapparates bedingt sein kann. Bei einem
Teil dieser Fälle kommt es zum Hochstand der Patella. Ein Beuge-
ausfall, der nicht nur durch Winkelgrade, sondern ebenso durch Messung des Fersen-Gesäßfaltenabstandes bestimmt werden kann, ist im
Gegensatz zum Streckausfall funktionell relativ bedeutungslos, soweit er oberhalb der 90°-Grenze liegt. Abnorme Beweglichkeiten
des Kniegelenkes sind bereits bei der Palpation erwähnt. Insbesondere laterale und mediale Instabilitäten sind sehr wichtig, da sie sich
funktionell sehr ungünstig auswirken können.

Häufig kann man bei der Funktionsprüfung die Läsion des Gelenkes
am Bewegungsschmerz und noch eher am Endphasenschmerz bei
starker Beugung oder starker Streckung nachweisen. Ein solcher
Schmerz ist auch schon bei geringfügigen entzündlichen Reaktionen
auslösbar. Blockierungen im Kniegelenksbereich treten vor allem bei
Meniskusläsionen, aber auch bei Gelenk-Chondromatosen in Erscheinung. Bei den gleichen Erkrankungen kann auch das sogenannte »giving-way«-Syndrom auftreten. Hierbei kommt es zu einer
plötzlichen Kraftlosigkeit im Kniegelenk, die zu einem Spontanein-
knicken führt.

Bei der Funktionsprüfung ist auch das Treppengehen zu überprüfen:
Beim Treppenabgehen kommt es zu einer stärkeren artikulären Bela-
stung einschließlich des Femoropatellar-Gelenkes, während das
Treppaufgehen besonders eine muskuläre Belastung darstellt.

Die Untersuchung des Fußes

Wie an der Hand sind auch im Fußbereich die Affektionen der einzelnen Gewebsstrukturen wie der Gelenke, des Muskelsehnenapparates, der Bänder, der Knochen o. a. sorgfältig voneinander zu differenzieren.

Bei der Inspektion fallen insbesondere Haltungsanomalien des Fußes und die verschiedenen angeborenen und erworbenen Fußdeformitäten wie z. B. Plattfuß (Abb. 196), Spreizfuß, Knickfuß, Hallux valgus und Hammerzehen auf. Gegebenenfalls werden diese Veränderungen bei Betrachtung des belasteten Fußes von unten mit dem Podoskop deutlicher sichtbar. Wenn auch ihre Behandlung vorwiegend in das Gebiet der Orthopädie fällt, so sollten diese Affektionen aus rheumatologischer Sicht ebenfalls sorgfältig beachtet werden, da sie häufig Ursache verschiedenster Schmerzzustände sind und Folgezustände verschiedener Gelenkaffektionen darstellen können. So finden sich bei der chronischen Polyarthritis häufig ein Hallux valgus (Abb. 197) und Hammerzehen (Abb. 198), die durch Luxation und Subluxation im Metatarsophalengealgelenk bedingt sind (Abb. 199). Hieraus

Abb. 196:
Angeborener Plattfuß

Abb. 197:
Hallux valgus und weitere Zehen-deformierungen bei chron. Polyarthritis

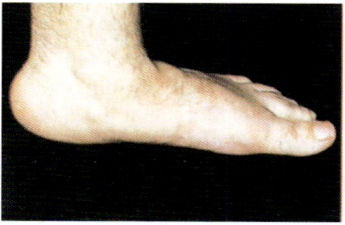
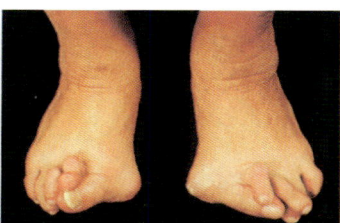

Abb. 198:
Ausgeprägte Hammerzehen bei chron. Polyarthritis

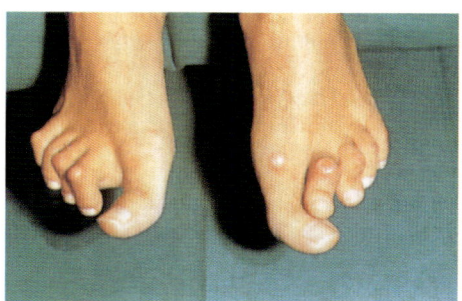

Abb. 199:
Entstehung von Hammerzehen durch Subluxation bzw. Luxation im Zehengrundgelenk
Die aus der Hammerzehenbildung resultierenden Belastungszonen sind schwarz markiert

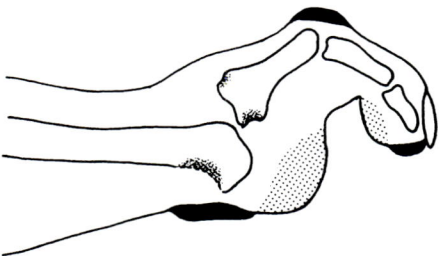

können massive Fehlbelastungen resultieren, welche mit Hautverdickungen und Ulzerationen an den pathologisch belasteten Stellen (Fußsohle in Höhe der Köpfchen der Metatarsalia, Zehenrücken über dem Zehenmittelgelenk und Zehenspitzen) einhergehen können (Abb. 200 und 201). Auch bei Störungen der Fußwurzelknochen etwa im Rahmen der diabetischen Arthropathie entwickeln sich nicht

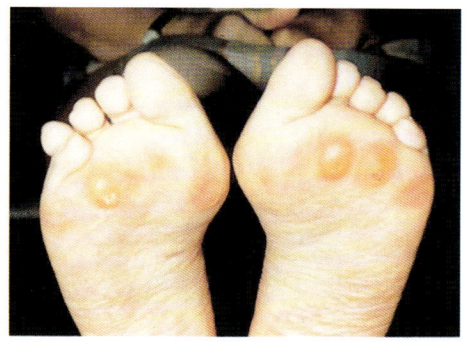

Abb. 200:
Verhornung im Bereich der Planta
pedis in Höhe der Zehengrundgelen-
ke bei Hammerzehenbildung mit
Luxation der Zehengrundgelenke
(chron. Polyarthritis)

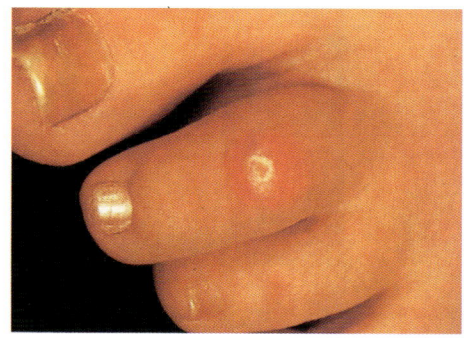

Abb. 201:
Druckulcus über dem Zehenmittel-
gelenk II bei Hammerzehen infolge
chron. Polyarthritis

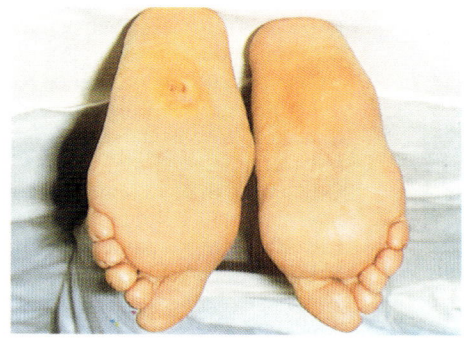

Abb. 202:
Plattfuß bei diabetischer Arthropa-
thie der Fußwurzelgelenke mit
Verhornung und beginnender
Ulzeration im Bereich der
Fußsohle rechts

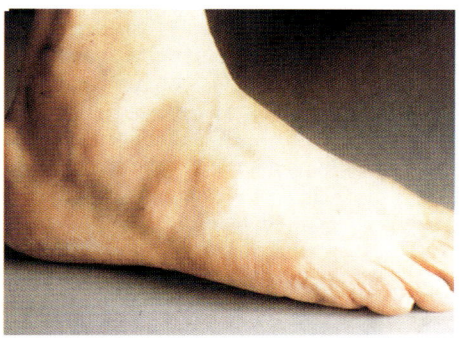

Abb. 203:
Tophi am Fußrücken bei Gicht

selten schwere Fußdeformierungen und Ulzerationen (Abb. 202). Bei der Inspektion ist ferner auf Veränderungen der Haut und des Unterhautzellgewebes zu achten. So finden sich gelegentlich bei der Gicht Tophi am Fußrücken (Abb. 203), während an der Fußsohle das

Abb. 204:
Keratoderma blenorrhagicum bei
Reiter-Syndrom
a = im Frühstadium
b = im Spätstadium

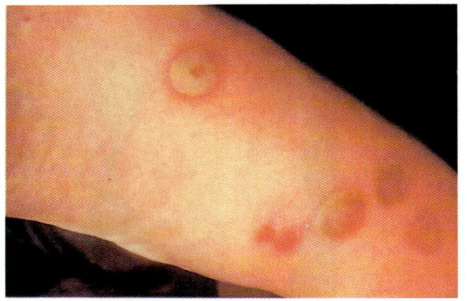

a

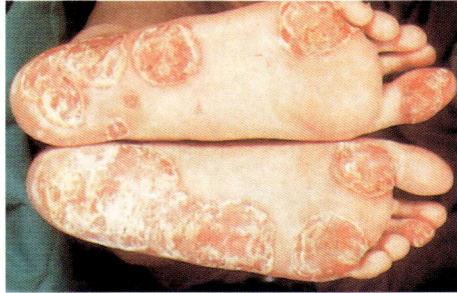

b

Keratoderma blenorrhagicum auf ein Reiter-Syndrom hinweist (Abb. 204). Bindegewebsknoten in der Plantarfaszie kommen beim Morbus Ledderhose vor. An den Fußnägeln kann man bei der Psoriasis wie auch beim Reiter-Syndrom Veränderungen beobachten, die denen an den Fingernägeln entsprechen (s. S. 77), wobei allerdings oft eine Unterscheidung gegenüber mykotischen Prozessen schwierig ist.

Ödematöse Schwellungen im Bereich des Fußes sind häufig Ursache internistischer Erkrankungen (Herzinsuffizienz, Niereninsuffizienz, Eiweißmangelzustände, Thrombosen). In der Regel sind diese Schwellungen schmerzlos, häufig beidseits vorhanden und auch im Unterschenkelbereich nachweisbar. Entzündliche Gelenkerkrankungen können ebenfalls zu ausgeprägten, meist schmerzhaften ödematösen Schwellungen vorwiegend in der Sprunggelenksregion führen. Insbesondere der akute Gichtanfall im Großzehengrundgelenk kann auch eine massive Schwellung des gesamten Fußes und eventuell des unteren Unterschenkels nach sich ziehen. Gleichzeitig findet man hierbei meist eine Rötung, die in der Regel eine Differentialdiagnose gegenüber anderen entzündlich-rheumatischen Erkrankungen erlaubt. Die mehr oder weniger auf das Großzehengrundgelenk und -endgelenk lokalisierte Arthritis urica (Abb. 205) ist gegenüber ähnlichen Veränderungen bei einer Psoriasisarthritis und einem Reiter-Syndrom abzugrenzen. Bei diesen Erkrankungen finden sich häufig zusätzlich oder auch isoliert wurstförmige Schwellungen einzelner Zehen (Abb. 206) oder auch eine Schwellung und Rötung eines einzelnen Zehengelenkes (Abb. 207).

Bei der im Sprunggelenksbereich lokalisierten Schwellung im Rahmen der akuten Sarkoidose (Morbus Löfgren) läßt sich häufig nicht entscheiden, ob es sich um einen Gelenkprozeß handelt, oder die Schwellung durch ein Erythema nodosum hervorgerufen worden ist (Abb. 208).

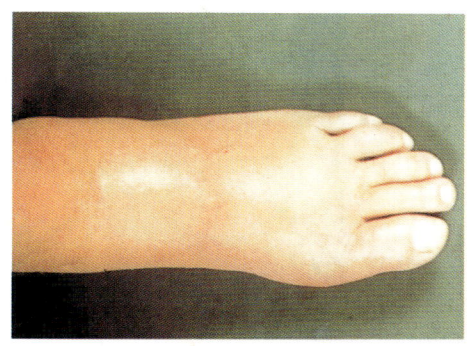

Abb. 205:
Fußschwellung bei Arthritis urica
des Großzehengrundgelenkes

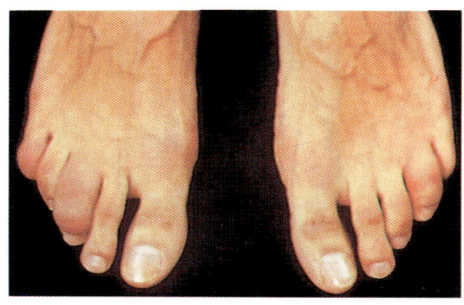

Abb. 206:
Wurstförrnige Schwellung des
3. Zehens re. und des 4. Zehens li.
bei Psoriasisarthritis

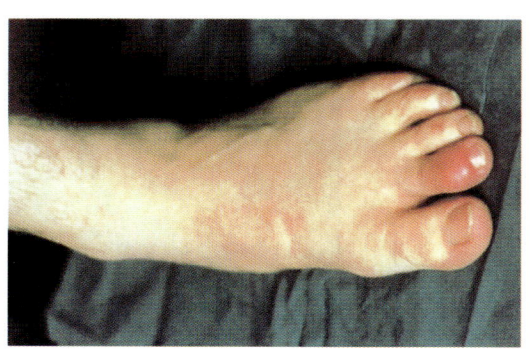

Abb. 207:
Akute Arthritis im Zehenmittel-
gelenk II links beim Reiter-Syndrom

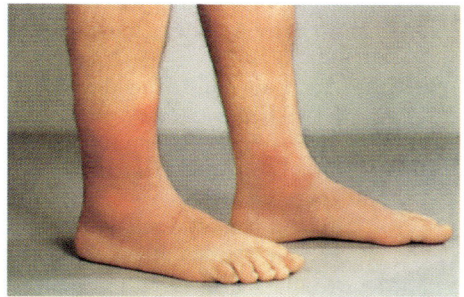

Abb. 208:
Sprunggelenksschwellung bei
gleichzeitigem Erythema nodosum
im Rahmen einer akuten Sarkoidose
(Löfgren-Syndrom)

In der Fersenregion finden sich Schwellungen dorsal infolge para-
tendinotischer Prozesse im Bereich der Achillessehnen oder einer
hier gelegenen Bursitis (Abb. 209). Die Bursitis ist allerdings nicht
so deutlich erkennbar, wie etwa über der Medialseite des Großzehengrundgelenkes bei Hallux valgus (Abb. 210). Konturenverände-
rungen an den Fersen weisen gelegentlich schon auf einen Abriß der

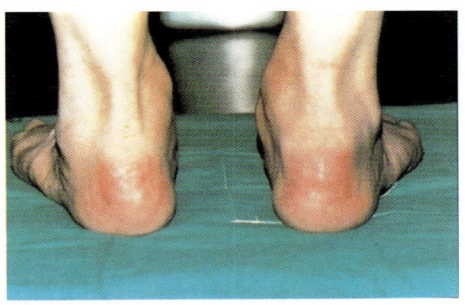

Abb. 209:
Tendopathie im Bereich der rechten
Achillessehne mit Bursitis der
Bursa subachillea

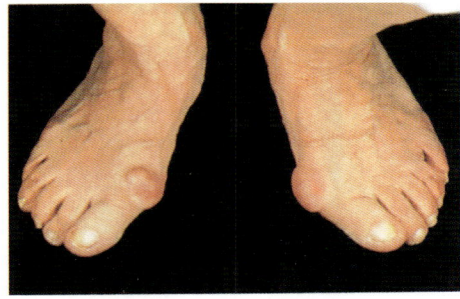

Abb. 210:
Bursitis über der Medialseite des
Großzehengrundgelenkes bei
Hallux valgus

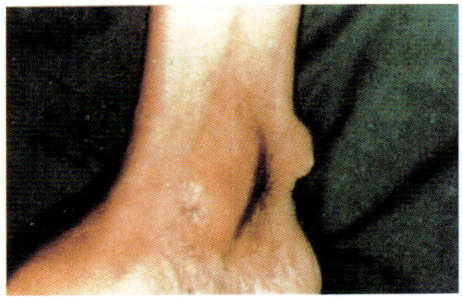

Abb. 211:
Rheumaknoten im Bereich der
Achillessehne bei chron. Poly-
arthritis. Gleichzeitig Tenosynovitis

Achillessehne hin, doch muß dieser Befund durch Palpation und Funktionsprüfung untermauert werden. Rheumaknoten lassen sich über der Achillessehne inspektorisch erfassen (Abb. 211).

Auch am Fuß dient die Palpation vor allem zur Lokalisation des Krankheitsprozesses. Besonders arthritische und periarthritische Prozesse der Zehengrundgelenke lassen sich häufig nur durch die Druckpalpation erfassen, wobei neben dem isolierten Druck auf einzelne Gelenke (Abb. 212) auch der Gaensslensche Handgriff mit Querkompression der gesamten Zehengrundgelenke (Abb. 213) eingesetzt werden kann. Differentialdiagnostisch ist bei der Druckschmerzhaftigkeit im Bereich der Zehengrundgelenke bzw. der Zwischenräume zwischen den Zehengrundgelenken an eine Mortonsche Metatarsalgie und Periarthropathie im Rahmen der generalisierten Tendomyopathie (Fibromyalgie) zu denken.

Die Palpation ermöglicht auch die exakte Lokalisation von Affektionen der Sprunggelenke und der Fußwurzelgelenke. Ihre Abgrenzung gegenüber den sehr häufigen Bandläsionen gelingt meist durch die exakte Lokalisation des Druckschmerzes, ggf. in Verbindung mit der Stabilisationsprüfung der Ligamente.

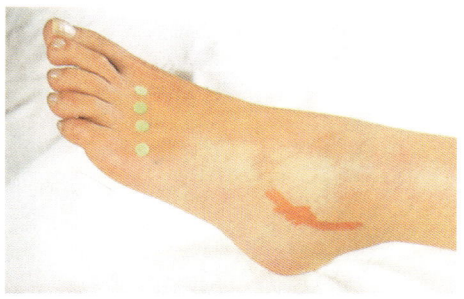

Abb. 212:
Druckpunkte für die Zehengrund-
gelenke und Lokalisation der
Schmerzhaftigkeit bei Tenosynoviti-
den der Sehnenscheiden unterhalb
des Malleolus externus

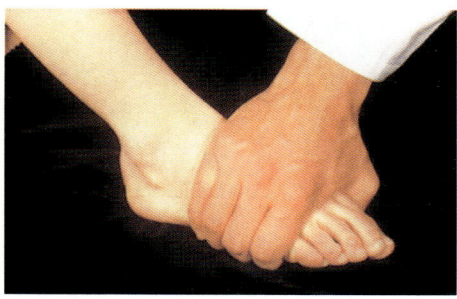

Abb. 213:
Gaensslenscher Handgriff am Fuß
zur Feststellung von Irritationen im
Bereich der Zehengrundgelenke

Besonders häufig sind Bandschäden des Ligamentum tibio-talare und -fibulo-talare (Abb. 214 a und b). Tendomyosen und Tenosynovitiden lokalisieren sich ebenfalls vorwiegend im Bereich unterhalb der Malleolen, da hier die Sehnen um die Knochen geleitet werden. Durch Druckschmerzhaftigkeit charakterisierte Insertionstendinitiden findet man hingegen bei entzündlich-rheumatischen Erkrankungen vorzugsweise dorsal am Calcaneus am Ansatz der Achillessehnen und plantar im Bereich der Ansatzstelle der Plantaraponeurose. Eine Druckempfindlichkeit im Fersenbereich wird auch bei der Bursitis achillea, der Haglund-Exostose und der Apophysitis calcanei beobachtet.

Durch eine Druckempfindlichkeit zeichnen sich ebenfalls die Nervenkompressionssyndrome aus, wie sie besonders im Bereich des Tarsaltunnels (Tarsaltunnel-Syndrom) und zwischen 3. und 4. Zehe in Höhe des Grundgelenkes (Mortonsche Metatarsalgie) vorkommen. Der Druck kann zu Parästhesien im entsprechenden Ausbreitungsgebiet der Nerven führen.

Häufig übersehen werden Achillessehnenrupturen. Zu ihrer Diagnose ist einmal eine exakte Palpation der Achillessehne erforderlich, zusätzlich kann der Wadenkompressionstest benutzt werden (Abb. 215).

 Die normalen Ausmaße der Beweglichkeit des oberen Sprunggelenkes sind in Abbildung 216 a bis c, des Großzehengrundgelenkes in Abbildung 216 d angegeben. Darüber hinaus können Eversion/Inversion des Rückfußes im unteren Sprunggelenk (Talo-Calcanealgelenk und Talo-Naviculargelenk) geprüft werden, wobei das Bewegungsausmaß meist geschätzt wird und mit der Gegenseite verglichen werden muß, weiterhin die Pronation und Supination des Vorfußes, bei denen die Hebung des inneren und äußeren Fußrandes bei fixierter

105

214a

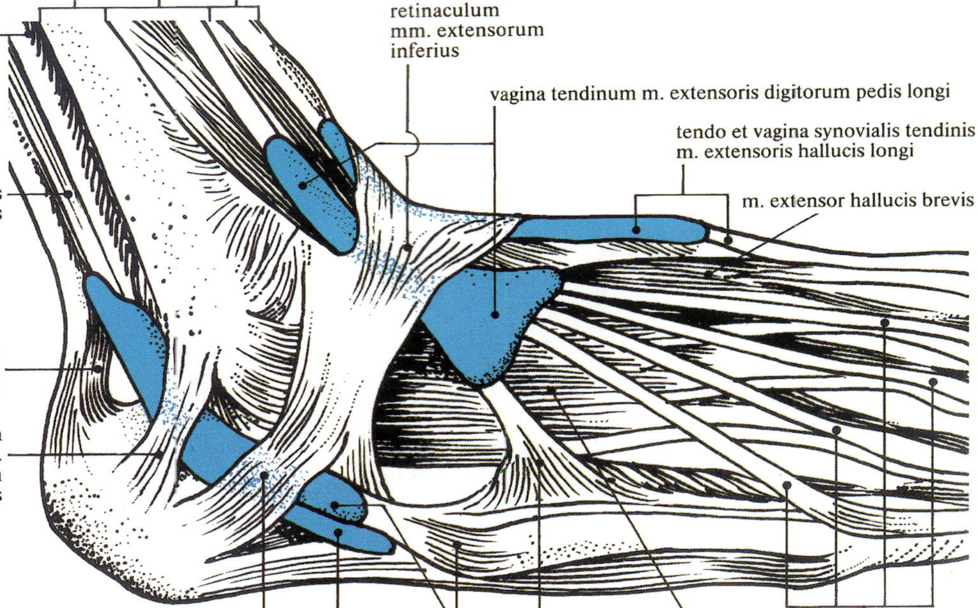

fibula

m. extensor digitorum longus
et m. peroneus III

m. ext. hall. long.

retinaculum
mm. extensorum
inferius

vagina tendinum m. extensoris digitorum pedis longi

m. peroneus
brevis

tendo et vagina synovialis tendinis
m. extensoris hallucis longi

m. extensor hallucis brevis

m. peroneus
longus

tendo
calcaneus
(Achillis)

retinaculum
mm.
peroneorum
superius

retinaculum mm. peroneorum inferius

vagina synovialis
mm. peroneorum communis

tendo m.
peronei III

m. extensor
digitorum brevis

tendines m. extensoris
digitorum longi

214b

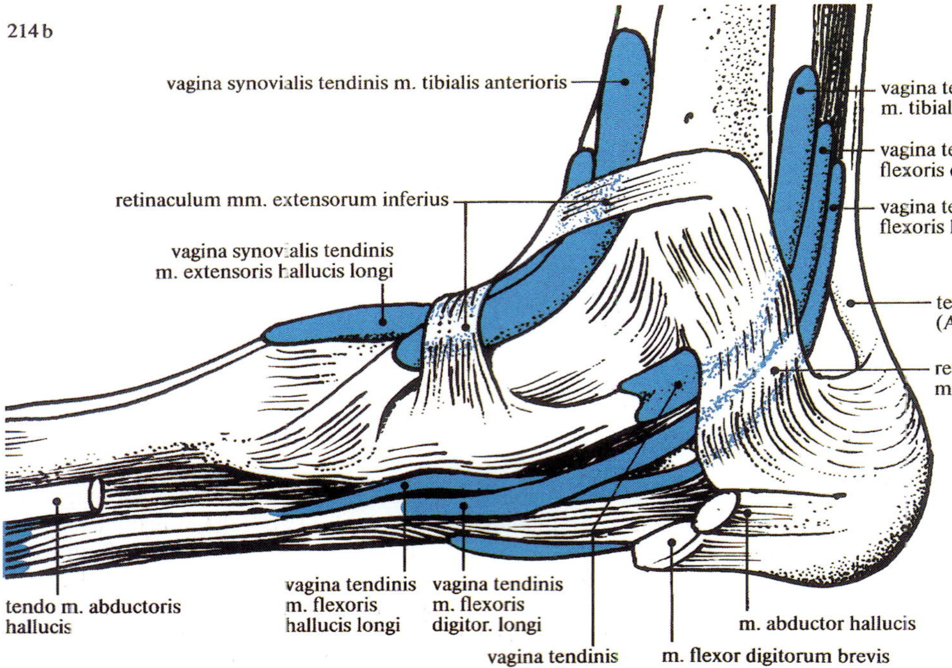

vagina synovialis tendinis m. tibialis anterioris

vagina tendinis
m. tibialis post.

vagina tendinis m.
flexoris digitorum longi

retinaculum mm. extensorum inferius

vagina tendinis m.
flexoris hallucis longi

vagina synovialis tendinis
m. extensoris hallucis longi

tendo calcaneus
(Achillis)

retinaculum
mm. flexorum

tendo m. abductoris
hallucis

vagina tendinis
m. flexoris
hallucis longi

vagina tendinis
m. flexoris
digitor. longi

m. abductor hallucis

m. flexor digitorum brevis

vagina tendinis
m. tibialis
posterioris

106

◁ *Abb 214:*
Verlauf der Bänder, Sehnenscheiden
und Sehnen im Fußbereich
a) laterale Seite
b) mediale Seite

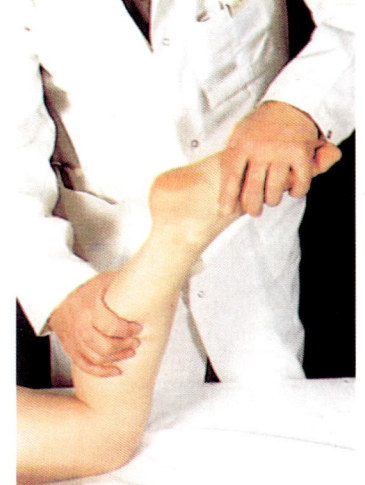

Abb. 215:
Wadenkompressionstest zum Nachweis
einer Achillessehnenruptur

Abb. 216:
Neutral-O-Methode zur Prüfung der
Beweglichkeit im oberen und unteren
Sprunggelenk sowie im
Zehengrundgelenk
a = Beugung und Streckung im
oberen Sprunggelenk
b = Eversion und Inversion im
Bereich des unteren Sprunggelenkes
c = Supination und Pronation in den
Tarsal- und Metatarsalgelenken
d = Beugung und Streckung im
Zehengrundgelenk

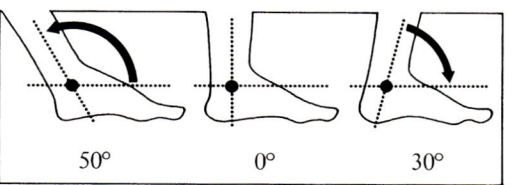

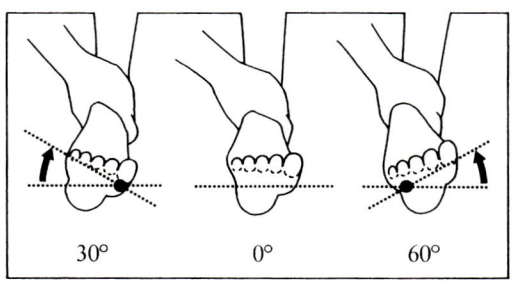

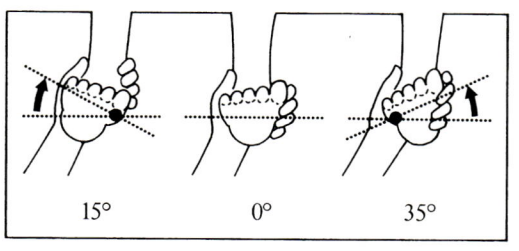

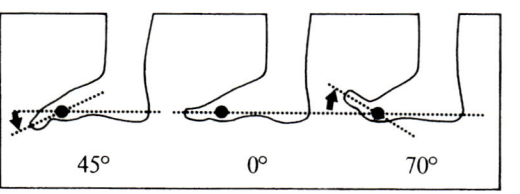

Ferse gemessen wird. Hiermit werden Kombinationsbewegungen in den Tarsalgelenken und vor allem den Metatarsalgelenken gemessen.

Die aktive Beweglichkeit der Gelenke sollte im Stehen wie im Liegen untersucht werden. Gleichzeitig ist der Funktionszustand der Muskeln, des Sehnenapparates und der Nerven durch Bewegung gegen Widerstand zu überprüfen.

Eine allgemeine Einschränkung der Beweglichkeit in einem Gelenk findet man besonders bei entzündlich-rheumatischen und degenerativen Gelenkprozessen, während einseitige Bewegungseinschränkungen auf Band- und Muskelaffektionen hindeuten können.

Wichtiger als die Bewegungsprüfung einzelner Gelenke ist die Beurteilung der Gesamtbeweglichkeit des Fußes während des Gehens. Oft sieht man ein durch die Läsion der Sprung- und Zehengelenke bedingtes Schonhinken oder Störungen der Abrollfunktion. Gangstörungen werden aber auch durch nervale Läsionen hervorgerufen, wie z. B. der Steppergang bei Peronäuslähmungen und Läsionen der Wurzel L5. Besonders zur Erkennung neurologischer Störungen sind der Zehen- und Hackengang zu überprüfen; der Zehengang dient auch zur Feststellung einer Achillessehnenruptur. Bewegungs- und Endphasenschmerz sind wie in anderen Gelenken Ausdruck vor allem entzündlicher Störungen im Gelenkbereich.

Die Allgemeinunter-
suchungen aus
rheumatologischer Sicht

Neben der Untersuchung des Bewegungsapparates ist bei allen rheumatischen Erkrankungen, insbesondere bei entzündlich-rheumatischen Affektionen, eine internistische, neurologische, dermatologi-
sche, ophthalmologische und nicht selten auch eine psychiatrische
Untersuchung erforderlich, da es einmal im Rahmen solcher Prozesse zu Affektionen der verschiedenen Organsysteme kommen
kann, zum anderen aber auch Erkrankungen insbesondere der inneren Organe, der Nerven und psychischen Affektionen häufig rheumatische Krankheitsbilder auslösen. Infolge der engen Verknüpfung
zwischen den rheumatischen Krankheitsbildern und den Erkrankungen der inneren Organe, des Nervensystems, der Haut und der Augen
können Erscheinungen an den genannten Organsystemen für die
Diagnose wichtig, ja wegweisend sein. In der Tabelle 9 (S. 9) sind
Symptome verschiedener Organe und Organsysteme aufgeführt, die
diagnostisch für verschiedene rheumatische Erkrankungen relevant
sind. Diese Tabelle erhebt keinen Anspruch auf Vollständigkeit, die
Liste ließe sich noch erheblich erweitern.

Dokumentation der Befunde

Die Dokumentation von Befunden mit Hilfe eines Gelenkmannequins und von Befundsymbolen ermöglicht nicht nur eine rationelle Aufzeichnung der Untersuchung, sondern auch eine schnelle Orientierung über frühere Befunde, die besonders für die Verlaufs- und Therapiebeurteilung wichtig sind. Neben gedruckten Befundbildern finden für die Dokumentation einzelner Regionen Stempel Anwendung, die direkt in die Krankenunterlagen eingestempelt werden konnen.

Für die Aufzeichnung der Befunde werden verschiedene Symbole und Abkürzungen benutzt, wie sie in Abbildung 217 dargestellt sind.

Abb. 217:
Abkürzungen und Symbole zur
Befunddokumentation

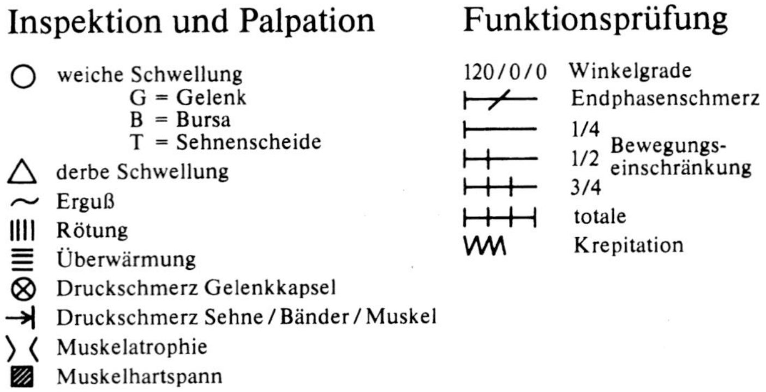

Inspektion und Palpation

○ weiche Schwellung
    G = Gelenk
    B = Bursa
    T = Sehnenscheide
△ derbe Schwellung
∼ Erguß
⦀ Rötung
≡ Überwärmung
⊗ Druckschmerz Gelenkkapsel
→| Druckschmerz Sehne / Bänder / Muskel
)(Muskelatrophie
▨ Muskelhartspann

Funktionsprüfung

120 / 0 / 0   Winkelgrade
⊢╱   Endphasenschmerz
⊢—   1/4
⊢+   1/2   Bewegungs-einschränkung
⊢++   3/4
⊢+++   totale
⌁   Krepitation

Um entzündliche und nichtentzündliche Prozesse voneinander zu unterscheiden, können verschiedene Farben gewählt werden, z. B. Rot für entzündliche, Blau für degenerative und Grün für weichteilrheumatische Prozesse. In den Abbildungen 218 bis 220 sind Beispiele für die Dokumentation bei verschiedenen Erkrankungen angegeben. In Zukunft werden sicher computergerechte Dokumentationsbögen in Klinik und Praxis vermehrt an Bedeutung gewinnen, da hiermit die Befunddokumentation standardisiert werden kann und exaktere Vergleiche im Krankheitsverlauf möglich sind. Darüber hinaus kann eine solche computerisierte Dokumentation der direkten Befundübermittlung dienen. Derzeit ist der Arbeitsaufwand aber noch zu groß, um diese Verfahren allgemein anzuwenden.

Selbstverständlich ist es möglich, auch anamnestische Angaben standardisiert zu dokumentieren. Hierzu sind verschiedene Fragebögen entwickelt worden, ebenso wie Körperschemata, in denen die anamnestisch angegebenen Gelenk- bzw. Weichteilmanifestationen eingetragen werden. Die Stärke der Beschwerden kann mit Hilfe der visuellen Analogskala oder eines Schmerzscores (Abb. 222, S. 116) abgeschätzt werden, der Grad der Behinderung in Funktionsfragebö-

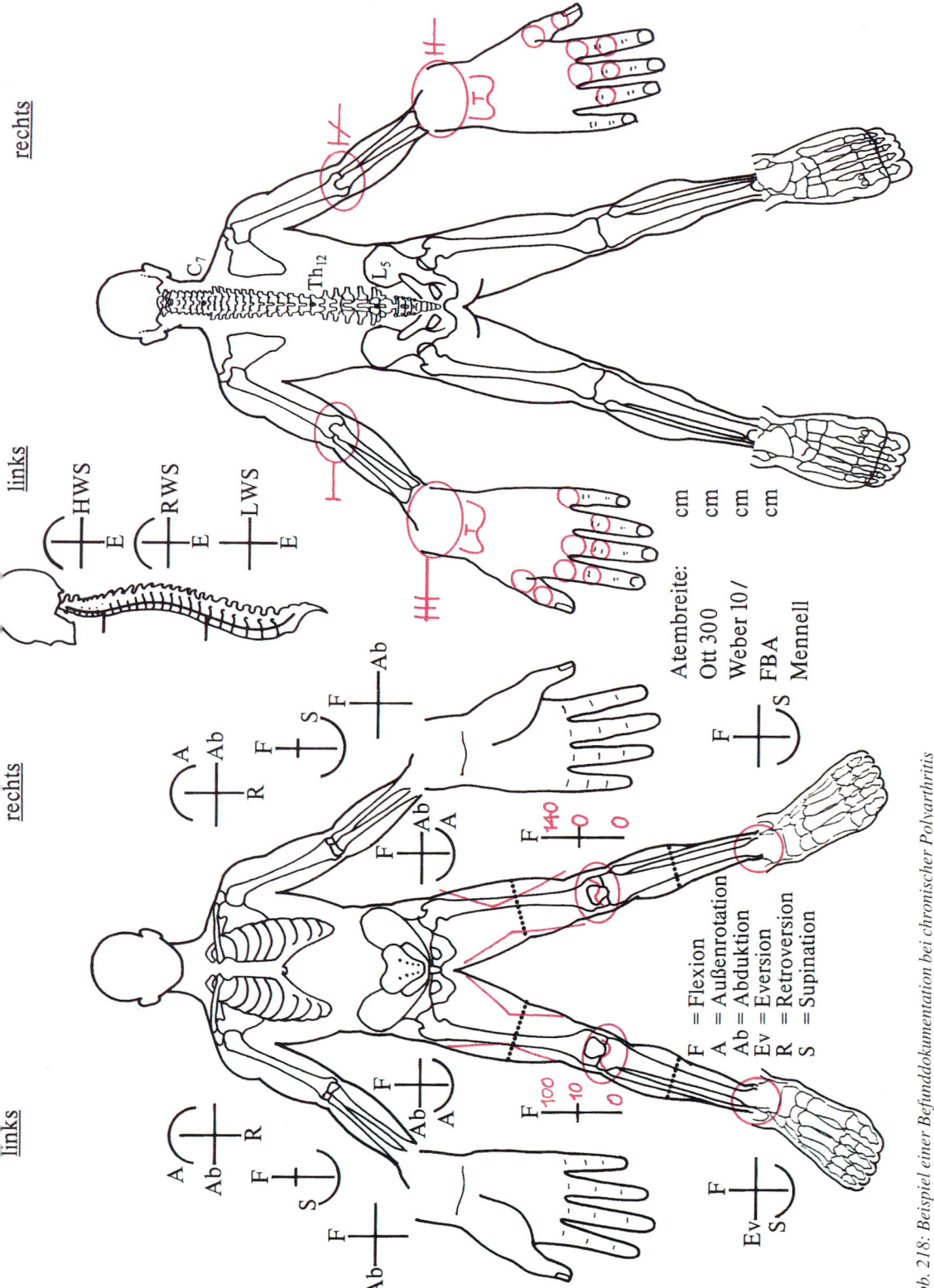

Abb. 218: Beispiel einer Befunddokumentation bei chronischer Polyarthritis

111

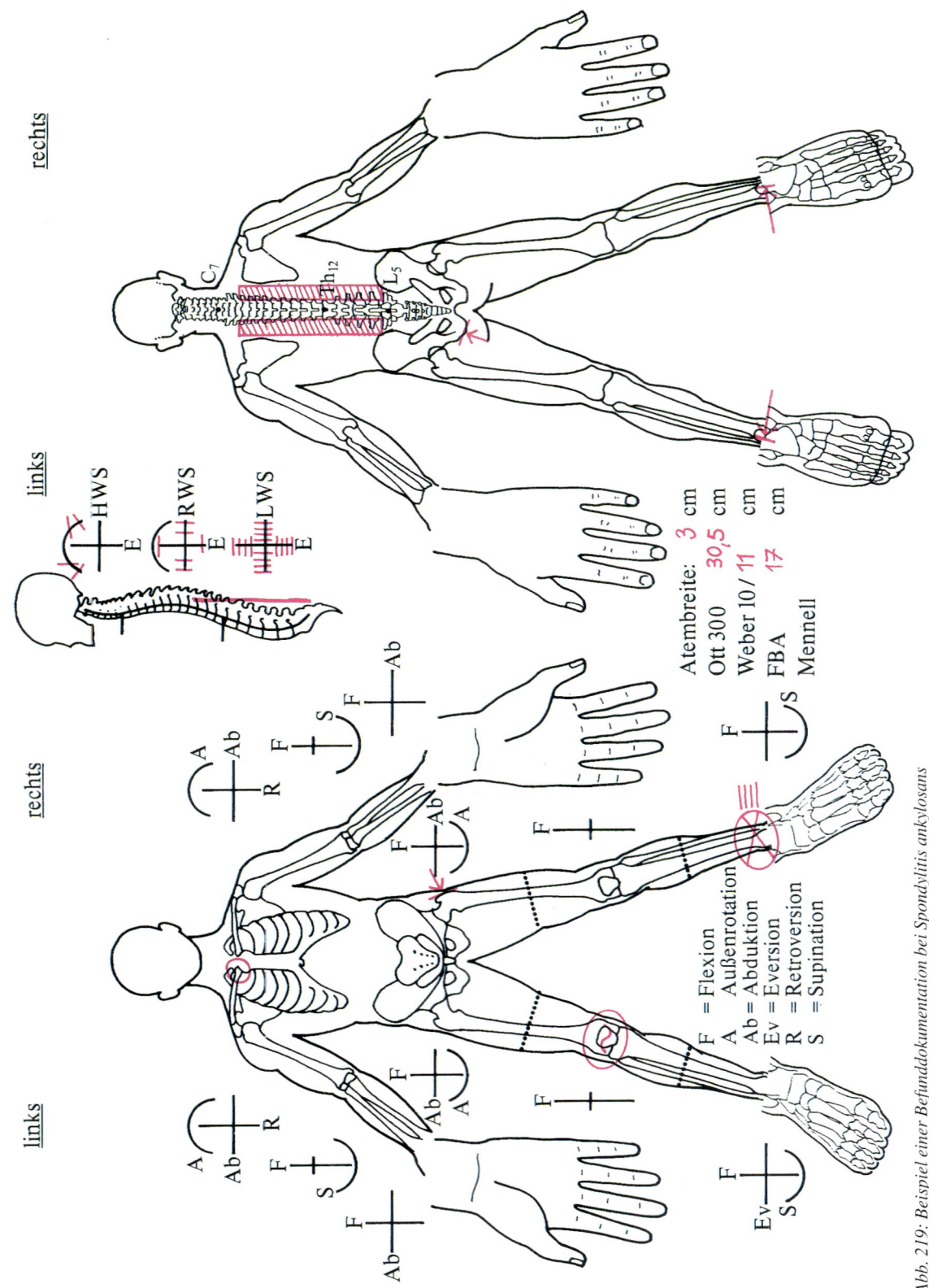

rechts

links

C7

Th12

L5

R

R

links HWS E RWS E LWS E

Atembreite: 3 cm
Ott 300 30,5 cm
Weber 10/11 cm
FBA 17 cm
Mennell

rechts

links

A
Ab
R
F
S

F
Ab

F

F

A
Ab
R

A
Ab

F
S

F
Ab

F

F
Ab

F

Ev
S

F
S

F = Flexion
A = Außenrotation
Ab = Abduktion
Ev = Eversion
R = Retroversion
S = Supination

Abb. 219: Beispiel einer Befunddokumentation bei Spondylitis ankylosans

112

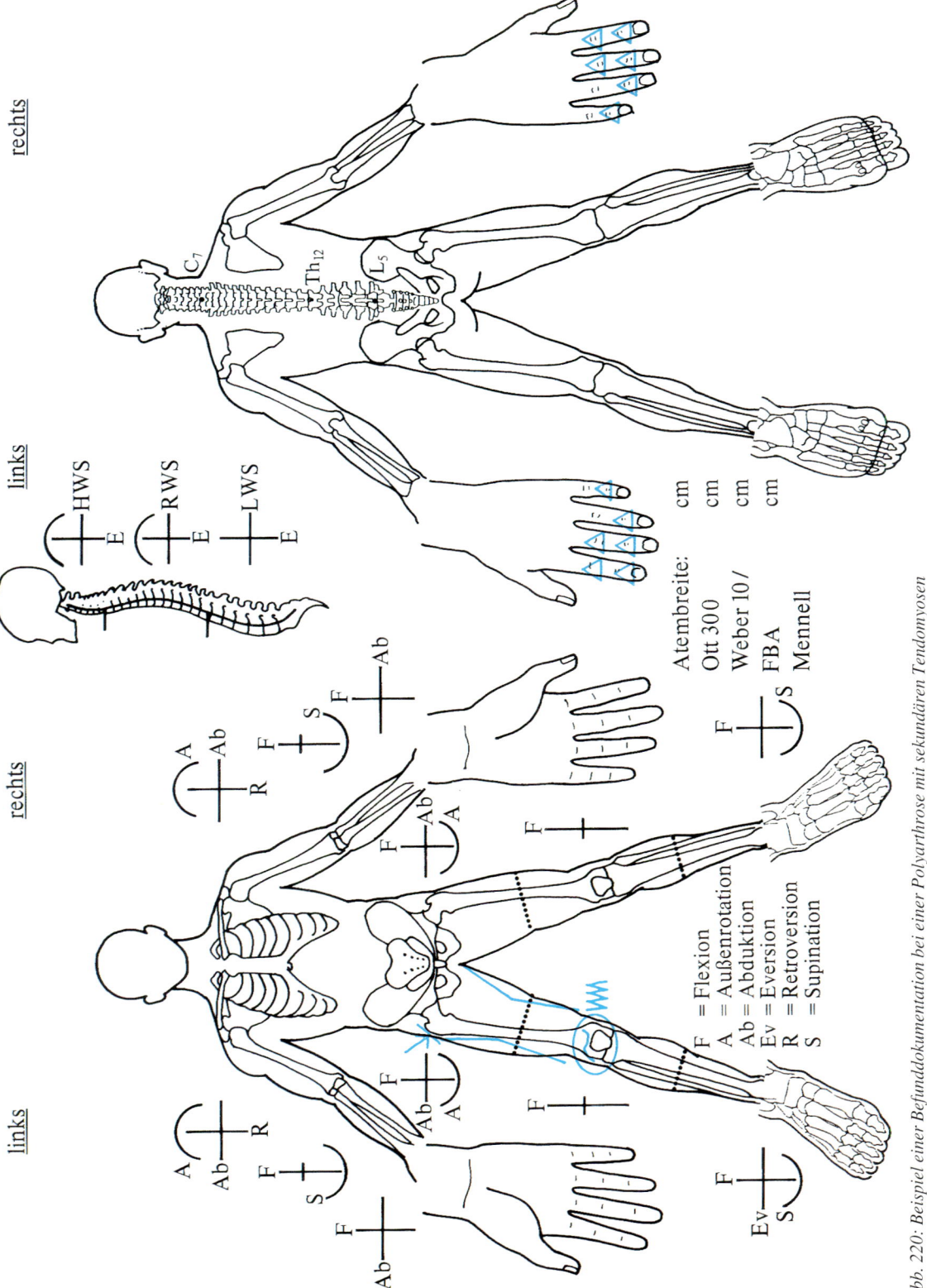

links   rechts

links   rechts

HWS   RWS   LWS

C_7 Th_{12} L_5

Atembreite: cm
Ott 300   cm
Weber 10 /   cm
FBA   cm
Mennell

F = Flexion
A = Außenrotation
Ab = Abduktion
Ev = Eversion
R = Retroversion
S = Supination

Abb. 220: Beispiel einer Befunddokumentation bei einer Polyarthrose mit sekundären Tendomyosen

113

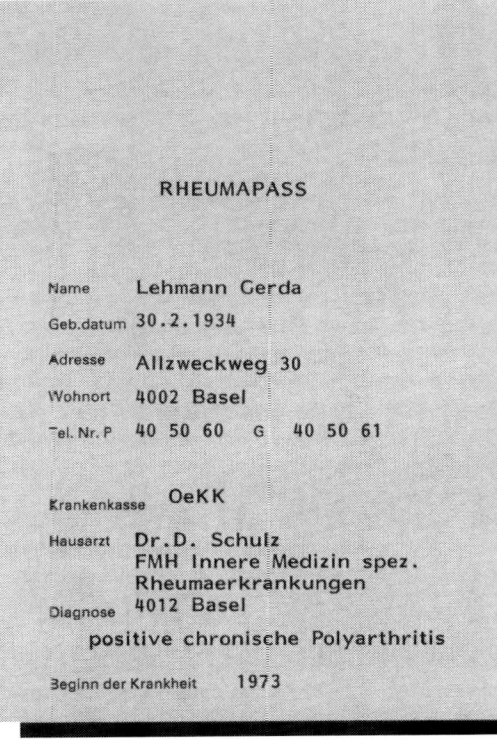

RHEUMAPASS

Name   Lehmann Gerda

Geb.datum   30.2.1934

Adresse   Allzweckweg 30

Wohnort   4002 Basel

Tel. Nr. P   40 50 60   G   40 50 61

Krankenkasse   OeKK

Hausarzt   Dr.D. Schulz
FMH Innere Medizin spez.
Rheumaerkrankungen
Diagnose   4012 Basel

positive chronische Polyarthritis

Beginn der Krankheit   1973

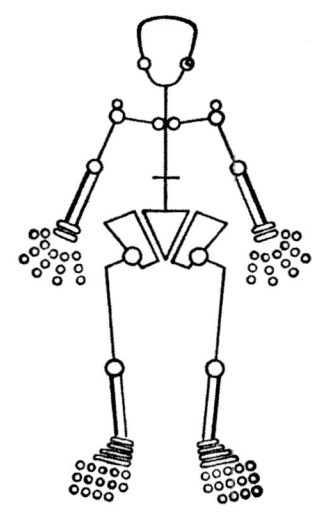

Abb. 221: Rheumapaß

Steroide

Datum	Medikament	Dosis/syst.
VII.78 –	Prednison	5 mg/dl
III.82		
IV.85 –		
VI.87	Decor	

Antirheumatika

Medikament	Tagesdosis	Effekt ++/+/–	Nebenwirkungen	
Prolixan	2x200		Ø	1973
Voltaren	3x50		Ø	1974
Amuno	nach Bedarf		Ø	1979
Froben	nach Bedarf		Ø	1987
Brufen	3x400		Ø	1985
Voltaren	nach Bedarf		Ø	1986

Basistherapie

Medikament	vom	bis	abgesetzt wegen
Resochin	X. 73	IV 74	Ø Wirkung
Gold	V. 74	XI. 74	Nebenwirkung. (Hämaturie)
Imurek (3x50mg)	I. 75	VII. 78	Schub unter Imurek
D-Penicillamin	VIII.78	II. 81	Nebenwirkung. (Nephrolog. Syndrom)
Proresid -Inf. 20 Tage V.81			---
Resochin	IX.-81	III.85	nachlassende Wirkung
Methtrexat 7.5-10 mg	IV.85	VI. 87	Prozess weit-gehend abge-klungen

Synoviorthesen

Datum	Gelenk	Nuklid Dosis	Effekt ++/+/−
31.VIII.78	li.Knie	Yttrium	+
25.IX.78	MCP II-V li.	Erbium	+
20.X.78	re.Handgel.	Rhenium	+
8.I.81	bd. Knie	Yttrium	++
23.I.85	Schulter bds.	Rhenium	++

Rheumatologische Operationen

Datum	Gelenk	Eingriff
12.VII.80	Handgel. li.	Synovektomie
3.V.82	re.Hüftgel.	TEP
2.II.85	MCP II-IV re.	Synovektomie

Röntgen

Hände

XI. 73	Basel
X. 78	Basel
V. 85	Basel
VI.87	Bad Abbach

Füsse

V. 85	Basel

übriges Skelett

Gelenk	Datum	Gelenk	Datum	Gelenk	Datum
Hüfte bds.	VI.81	Schulter bds.	I.85		
""	"" IV.82				
Knie.bds	XI.73				
""""""""	I. 81				
""""""""	III.85				

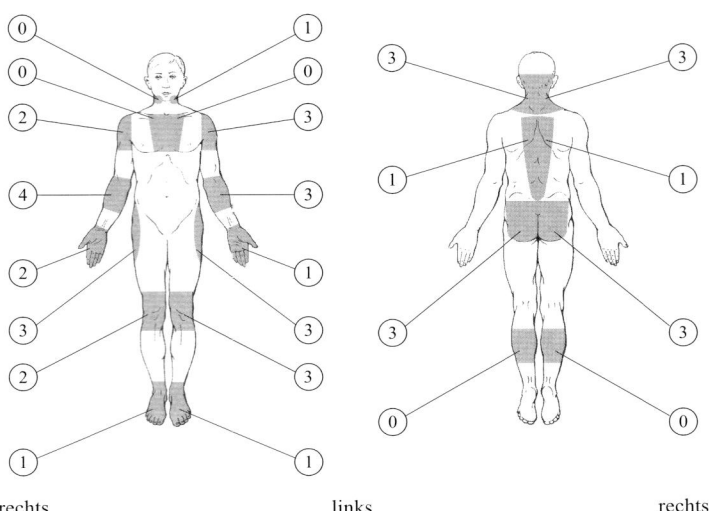

Abb. 222:
Körperschema zur Registrierung der
Schmerzregionen und der Schmerz-
intensität bei der Fibromyalgie
(Beispiel eines Falles)

rechts   links   rechts

0 = keine Schmerzen
1 = geringe Schmerzen
2 = mäßige Schmerzen
3 = mittelstarke Schmerzen
4 = starke Schmerzen
5 = stärkste vorstellbare Schmerzen

gen (Tab. 5 und 6) ermittelt werden. Weiter existieren Fragebögen, mit denen der Grad der psychischen Alteration, die Krankheitsbewältigung o. a. abgefragt werden. Solche z. T. zeitaufwendigen Fragebögen sind allerdings derzeit vorwiegend noch wissenschaftlichen Untersuchungen vorbehalten. Demgegenüber stellt der sogenannte Rheumapaß (Abb. 221, S. 114) eine wertvolle Hilfe für die Dokumentation der im Krankheitsverlauf durchgeführten diagnostischen und insbesondere therapeutischen Maßnahmen dar. Bei dem oft jahrelangen Verlauf chronisch-rheumatischer Erkrankungen kann man sich anhand von kurzen Eintragungen einen raschen Überblick über die bereits durchgeführten Therapien und ihre Nebenwirkungen verschaffen und hiernach das weitere therapeutische Procedere festlegen.

Sachverzeichnis

A

Achillessehne 102, 103, 104
– Ruptur 103, 106, 107
Acromioclaviculargelenk 66, 67, 68
Adson-Test 73
Akromegalie 76
Akzessoriusläsion 67
Allgemeinuntersuchungen 108
Alltagsfunktionen 23
– Fragebogen 7
Anamnese 3–11
Ankylose 21
Aphten 15
Aphtose, orogenitale (bipolare) 9
Apley-Test 97
Apophysidis calcanei 106
Armelevations-Belastungstest 73
Arthritis 4
– akute (Gelenksymptome) 60, 91, 103
– metastatische 11
– mikrobiell-metastatische 11
– parainfektiöse 11
– reaktive 10, 11, 92
– septische 91
– symptomatische 10
– urica 14, 16, 79, 91, 102, 103
Arthropathie
– diabetische 100,101
– neuropathische 6, 74, 76
– tabische 98
Arthrose 4
– Gelenksymptome 60
Arzneimittelnebenwirkungen 10
Atembewegungen 44
Atembreite 44
Aufrichteschmerz 38
Aufrichtetest
– Lendenwirbelsäule 46, 47, 48
Auge 9, 16
Ausfallserscheinungen, radikuläre 23
Ausweichskoliose 17, 30

B

Bajonettstellung 80
Baker-Zyste 92
Balanitis 9
– circinata 15
Bandapparat
– ilio-lumbo-sacraler 51, 52
Beckenregion 49
Beckenschiefstand 30, 31, 49, 50, 65
Beckenverwringung 49, 86
Befunddokumentation 109-111
Begutachtung 21
Behinderungen 5, 6, 7
Beinachse 17
Beinlänge 17
Beinlängendifferenz 30, 31, 53, 65, 86, 87
Berufsanamnese 5, 6, 7
Beugekontraktur
– Hüftgelenk 90
Beweglichkeit 20 (s. auch Neutral-0-Methode)
– Brustwirbelsäule 44
– Claviculargelenke 57
– Halswirbelsäule 42
– Kniegelenk 99

– Lendenwirbelsäule 45
– Schulter 68, 69, 70
– Sprunggelenk 106
– Thorax 57
– Wirbelsäule 36, 37
Beweglichkeitsprüfung 21
Bewegung
– aktive 21
– komplexe 20
– passive 21
Bewegungsschmerz 20, 21
Bindegewebsknoten
– Plantarfascie 101
Bizepssehne, lange
– Läsionen 71
Bizepssehnenruptur 66, 67
Blockierung
– Halswirbelsäule 39
– Iliosakralgelenk 52, 53, 54, 55
– Kniegelenk 99
– Lendenwirbelsäule 45, 47
– Wirbelsäule 37
Blutdruckapparat
– Handkraftmessung 22, 85
Böhler-Zeichen 97
Borrelia burgdorferi 15
Borrelienarthritis 9
Bouchardarthrose 17, 78, 79
Brachialgie
– pseudoradikuläre 43
Brachydaktylie 76
Bronchialkarzinom 77
Brustwirbelsäule
– Beweglichkeit 44
– Hyperkyphose 32, 40, 43
– Kyphose 45
– Untersuchung 43, 44
Bulge signe 94
Bursa 19
– olecrani 74
Bursitis 16, 62, 102
– achillea 106
– Bursa subachillea 104
– Ellenbogengelenk 17, 74
– Großzehengrundgelenk 104
– Kniegelenk 95
– praepatellaris 91, 92
– Schultergelenk 66
– subacromialis 66, 71

C

Calcaneus 104
Caput-ulnae-Syndrom 80, 81
Carpaltunnelsyndrom 23, 80, 81, 83, 85
Cheiropathie, diabetische 6
Chondrocalcinose 79
Chronische Polyarthritis 9, 10, 11, 16, 17, 18, 58, 66, 74, 76, 77, 78, 79, 80, 81, 85, 92, 100, 101, 104, 110
– Gelenksymptome 60
Coccygodynie 51
Colitis ulcerosa 9, 10
Copemansche Knötchen 34, 35, 45
Costae fluctuantes 57
Costoclaviculäres Syndrom 73
Costotransversalgelenk 44
Costovertebralgelenk 44
Coxarthrose 55

D

Dauerschmerz 4
Daumenopposition 84
Daumenwurzelgelenk 17
Depression 11
Dermatomyositis 9, 76, 77
Diabetes mellitus 6
Diagnostische Eingriffe 5
Diskushernie 10, 18, 23, 41, 48
Dokumentation 109–112
Dornfortsatz 39, 36, 38
Druckdolenz 18
Druckschmerz 20, 34
– Bizepssehne 68, 71
– Ellenbogen 74, 75
– extraartikulärer 4
– Ferse 106
– Fingergelenke 81
– Halswirbelsäule 39
– Hand 82
– Hüftregion 87, 88, 89
– Iliosacralgelenk 51
– Kieferregion 58
– Kniegelenk 95
– Meniskus 96
– Musculus masseter 59
– Os ischii 53
– Periarthropathia humeroscapularis 68
– Wirbelkörper 33
– Zehengrundgelenk 104
Druckulcus
– Zehenmittelgelenk 101
Duchenne-Trendelenburgsches Hinken 87, 91
Dupuytrensche Kontraktur 80, 81
Durchfall 10
Dynamometer 85
Dysplasie (Hüfte) 11

E

Einbeinstand 91, 97
Eiweißmangelzustand 102
Ellenbogengelenk 74–76
– Bursitis 17
Endphasenschmerz 20, 21
Entrapment 23, 99
– Nervi clunii 45
Entzündungserscheinungen 5, 61
Epikondylopathia
– radialis 74, 75, 76
– ulnaris (medialis) 74, 76
Epilepsie 10
Episkleritis 9, 16
Erythem (lila) 9
– anulare 9
– chronicum migrans 9, 15
– nodosum 9, 14, 102, 103
– polymorphes 9
– schmetterlingsförmiges 9
Exanthem (lila) 9
– schmetterlingförmiges 9
Extremitäten
– Untersuchung 60–107

F

Familie 8

Familienanamnese 5, 11
Faustschluß 84
Federungsschmerz
– Wirbelkörper 33, 34, 38
Fehlhaltung
– Wirbelsäule 37
Felty-Syndrom 10
Femoropatellarreiben 95
Femoro-Tibialreiben 95
Ferse 102
Fersenfalschmerz 41
Fettgewebe, subkutanes
– Rücken 34
Fettgewebshernie 19
Fibromyalgie, s. Tendomyopathie, generali-
sierte
Fieber 11
Finger
– schnellender 23
– Sehnenabriß 85
– Untersuchung 76, 85
Finger-Boden-Abstand 46, 47
Fingergelenkspolster/-Knöchelpolster 78, 79
Fingerpolyarthrose 11
Finkelstein-Test 82, 83
Fixierung
– Lendenwirbelsäule 45
– Wirbelsäule 37
Flachrücken 31
Flèche 40, 42
Fossa supraclaviculares 56, 57
Fragebogen 109, 112
– Alltagsfunktionen 7
Freizeitaktivitäten 8
Frühmorgenschmerz 38
Funktionsabläufe, komplexe 22
Funktionsbehinderungen
– nervale Ursachen 23
Funktionsprüfung 12, 13, 20, 23
– Beckenregion 51, 52, 53, 54, 55
– Brustwirbelsäule 44
– Ellenbogengelenk 76
– Fuß 106–107
– Halswirbelsäule 39–42
– Hand u. Finger 83–85
– Hüftregion 90-91
– Kieferregion 57
– Kniegelenksregion 99
– Lendenwirbelsäule 45-48
– Schultergelenksregion 68-73
– Thoraxwand 57
– Wirbelsäule 36-37
Funktionsprüfungsbogen
– ergotherapeutischer 24
Funktionsstörung 5, 7
– segmentale 37
Fuß
– Ödem 102
– Untersuchung 101, 107
Fußachse 17
Fußabnormität 86
Fußballodomen 32
Fußwurzelgelenke 104

G

Gangbild 86, 87
Ganglien 78, 92, 93, 95
Gangstörung 107
Gaensslenscher Handgriff 81, 82, 104, 105
Gelenkbefallmuster
– rheumatische Erkrankungen 61, 62
Gelenkbeweglichkeit 21
Gelenkerguß 17
– glenohumoraler 66
– Knie 91, 92, 96
Gelenkfacetten 40
Gelenkgeräusche 20
Gelenkinspektion 16
Gelenklockerung
– Wirbelsäule 38
Gelenkstabilität 20, 22
Gelenksymptome

– Arthritis 60
– Arthrose 60
Gelenktuberkulose 78
Genitale 14
Genua valga 18, 84, 93
Genua vara 84, 93
Gesäßfalte 30
Gesicht 14
Gesichtsexanthem 13
Gibbus 32, 33, 44
Gicht 9, 10, 78, 102
– Niere 10
– Tophus 14, 100, 101
Giving-way-Syndrom 99
Glossitis 15
Glutealmuskulatur 35, 51
Golffellenbogen 74
Gonarthrose 18, 92, 95
Grinding-Test 97

H

Haarausfall 9
Hackengang 97
Haglund-Exostose 96
Hämaturie 10
Hallux valgus 86, 100, 103, 104
Halswirbelsäule
– Beweglichkeit 42
– Bewegungsausmaße 41
– Irritation 40, 41
– Untersuchung 39
Haltungsanomalie
– Wirbelsäule 37
Haltungsveränderungen 5
Hammerzehen 86, 100, 101
Hand
– Untersuchung 76–85
Handkraftmessung 22
Haut 9, 18
Hautatrophie 9
Hautfaltenasymmetrie 43
Hautnekrosen 9
Hautpigmentation 9
Hautsymptome 16
Hautulzeration 9
Headsche Zonen 36
Heberdenarthrose 17, 78, 79
Hemiplegie 10
Hepatitis 10
Hepatosplenomegalie 10
Herz 10
Herzinsuffizienz 102
Hohlhandgriff 84
Hohlrundrücken 18, 31
Homogentisin-Einlagerung 9, 16
Hüftgelenk
– Beugekontraktur 90
Hüftregion
– Untersuchung 87–90
Hydroxyapatitkrankheit 16
Hypästhesie
– Rücken 36
Hyperabduktionssyndrom 73
Hyperabduktionstest 52
Hyperästhesie
– Rücken 36
Hyperkyphose 17
– BWS 32, 40, 43
Hyperlordose
– LWS 51
Hypermobilität
– Handgelenk 84
– Lendenwirbelsäule 45, 46
Hyperparathyreoidismus 10
Hyperpathie 19

I

Iliosakralarthritis 4
Iliosakralgelenk 49, 51
– Blockierung 52, 53, 54, 55
Infektion 11

Inklination 40
Insertionstendopathie -tendinitis, tendinose
4, 45, 51, 53, 62, 63, 68, 11, 87, 88,
89, 95
– Lokalisation u. Symptomatologie 63
Inspektion 12, 13, 17
– Beckenregion 50–51
– Brustwirbelsäule 43
– Ellenbogengelenk 74
– Halswirbelsäule 39
– Hand u. Finger 76–81
– Hüftregion 87
– Kieferregion 58, 59
– Kniegelenksregion 91–93
– Kreuzdarmbeinregion 50–51
– Lendenwirbelsäule 45
– Rücken 29–33
– Schultergelenksregion 66
– Thoraxwand 56
Instabilität
– Bewegungssegment 38
– Lendenwirbelsäule 46
Intermalleolar-Abstandsmessung 90
Intermalleolar-Abstand 59
Inzisiven-Abstand 59
Iritis 9, 16
Irritation
– Halswirbelsäule 39, 40, 41
– Lendenwirbelsäule 45, 48

J

Juvenile Arthritis 9, 11, 58

K

Kapselbandapparat
– Läsionen 22
Karditis 10
Keratoderma blenorrhagicum 100, 102
Kibblersche Hautfalte 35
Kinn-Acromio-Clavicular-Gelenkabstand 40
Kinn-Jugulum-Abstand 40, 42
Klinisch-rheumatologische Untersuchung 12
Klinodaktylie 76
Klippel-Feil-Syndrom 67
Klopfschmerz
– Wirbelkörper 33
Kneifschmerz 34
Knickfuß 86, 100
Kniegelenkinstabilität 22, 98
Kniegelenksfalte 30
Kniegelenksregion
– Untersuchung 91–99
Kniegelenksschwellung 17, 92
Knirschen (Kniegelenk) 95
Knopflochdeformität 79, 80
Knötchen
– subkutane 9
Kollagenose 10
Kompressionssyndrome 10, 23, 51, 53, 72,
73, 90, 106
Konjunktivitis 9, 16
Konsistenzprüfung 34, 35
Kopf 16
– Gelenke 40, 42
– Haltung 17
– Schmerzen 41
Körperschema 109
Körpersymmetrie 17
Kortikosteroid-Nebenwirkungen 10, 77
Kortisonismus 4
Kraft 22
– Messung 20, 65, 72, 85, 91
Krallenhand 77, 80
Krankheitsbeginn 5
Krankheitssymptome
– allgemeine 5, 6
Krankheitsverarbeitung
– neurotische 4
Krankheitsverlauf 5
Krepitieren 19, 39, 58, 67, 81, 87
Kreuzbandläsionen 97, 98

Kreuzbeinsyndrom 45
Kreuzdarmbeinregion 49, 50, 52, 53, 54
Kristallablagerungskrankheiten 11
Kristallsynovitis 4
Krümelnägel 77
Kur 8
Kyphose 33, 44
Kyphoskoliose 43

L

Längenmessung 28
– Extremitäten 64, 65
Leber 10
Lendenlordose 32, 45
Lendenwirbelsäule
– Beweglichkeit 45
– Untersuchung 45
Lendenwulst 32, 37, 45
Ligamentum
– fibulo talare 104
– interspinosum 33
– tibio-talare 104
Liparthrosis sèche 93
Lipom 45
Lipomatosis dolorosa Dercum 89
Löfgren Syndrom 14
Lordose 33
Lumbalgie 45
Lyme-Borreliose 10

M

Magen-Darm-Trakt
– Motilitätsstörung 10
Malleolus 105, 106
Marfan-Syndrom 76
Matratzenphänomen 14
Meniscopathie 95
Meniskuszeichen 96–97
Mennellscher Handgriff 52, 53
Michaelis-Raute 49, 50
Mikrostomie 13
Mixed-connective-tissue-disease 77, 78
Mononeuritis multiplex 10
Morbus
– Bechterew 9, 16, 18, 36
– Behçet 9, 10, 15
– Crohn 9, 10
– Ledderhose 101
– Löfgren, s. Sarkoidose
– Scheuermann 32, 43
– Sudeck 18, 79
– Whipple 10
Morgensteifigkeit 5
Mortonsche Metatarsalgie 104, 106
Mundschleimhaut
– Ulzeration 9
Musculus
– gracilis-Syndrom 88
– scalenus 39
– trapezius 39
Muskel
– Hartspann s. Myogelose
– Insuffizienz
– – Rücken 37
– Kontraktur 19
– Kraft 22
– Lähmung 43
– Tonus 19
– Verspannung 34,
– – Hals 39
– – Lendenwirbelsäule 45
Muskulatur
– ischiocrurale 50
– nuchale 34
Myogelose 19, 34, 45
Myose 34, 62
– Symptomatologie 63
Myositis 11, 16
– bakterielle 17

N

Nachtschmerz 4, 38
Nackengriff 68, 69, 70
Nekrose
– vaskulitische 77
Nervenkompression 4 (s. Kompressions-
syndrome)
Nervensystem 10
Nervi clunii
– Entrapment 45
Nervus serratus 43
Neunzig/Neunzig(90/90)-Deformität 80
Neuritis 10
Neurologische Störungen 5
Neurologische Untersuchung 37, 65
Neutral-0-Methode 20, 21
– Ellenbogen 83
– Halswirbelsäule 41
– Hand 83
– Hüftgelenk 88–89
– Lendenwirbelsäule 46
– Schultergelenk 69
– Sprunggelenk 107
Niere 10
– Insuffizienz 102
– Steine 10

O

Ochronose 9, 16, 17
Ödem 9
Ösophagus
– Motilitätsstörung 10
Ohrensausen 41
Öflecken 77
Oligoarthritis
– Gelenkbefallmuster 61
Onychopathie 77, 79
Operative Therapie
Organsystemerkrankungen 5, 8
Osteoarthropathie hypertrophiante
pneumonique 77
Osteoporose 32, 43
Ottsches Maß 44, 46, 47

P

Palmarerythem 77
Palpation 12, 13, 17–20
– Beckenregion 51
– Brustwirbelsäule 44
– Ellenbogengelenk 74–76
– Halswirbelsäule 39, 40
– Hand u. Finger 81–83
– Hüftregion 87–90
– Kieferregion 58–59
– Kniegelenksregion 93–99
– Kreuzdarmbeinregion 51
– Lendenwirbelsäule 45
– Rücken 33–36
– Schultergelenksregion 67–68
– Thoraxwand 56–57
Panarteriitis nodosa 9, 10
Pannikulose 14, 19, 89
Paraspinalschmerz
– segmentaler 38
Paratenonitis crepitans 81
Parotisschwellung 13
Patella
– Palpation 94–96
– Tanzen 94
Patrick-Test 52, 54
Payr-Test 97
Periarthropathia (Schultergelenk) 72
– acuta, ankylosans, simplex 70
Periarthropathia humeroscapularis 67, 68
Pharmakotherapie 8
PhysikalischeTherapie 8
Piriformissyndrom 51, 88
Plattfuß 86, 100, 101
Pleuraschwiele 43

Polyarthritis
– Gelenkbefallmuster 61
Polyarthrose 17, 79, 81 111
Polymyalgia rheumatica 11, 14, 58, 62, 63, 68, 89
Polymyositis 72
Polyneuropathie 10
Poplitealzyste 92
Proteinurie 10
Provokationsteste
– Bandapparat
– – ilio-lumbo-sacraler 52
– Meniskus 96
Prozesse
– weichteilrheumatische 45
Pseudo-Thrombophlebitis 93
Psoassyndrom 88
Psoriasis 11, 14, 17, 101
– Arthropathie/Arthritis 9, 77, 78, 79, 102, 103
– Herde 9
– Nägel 9, 77
Psyche 10
Psychische Störungen 5
Psychose 10
Psychotherapie 8
Purpura 9

Q

Querfortsatzschmerz
– segmentaler 38

R

Radikuläres Syndrom 10
Raynaud-Syndrom 9, 76, 77
Reflex
– viszeromotorischer 35
Rehabilitationsmaßnahme 8
Reiter-Syndrom 9, 10, 15, 16, 56, 77, 78, 100, 101, 102, 103
Reklination 40
– Test 48
Rheumaknötchen 9
Rheumaknoten
– Achillessehne 103, 104
– Ellenbogengelenk 74
– Hand 79, 80
Rheumapaß 111, 112
Rheumatisches Fieber 9, 10, 11
Rheumatismus
– psychogener 4
Rhizarthrose 81
Riesenzellarteriitis 58
Rippen
– Buckel 30, 31, 37, 43
– Fraktur 43
– Wulst 32
Rollschmerz 34
Rotationsinstabilität
– Kniegelenk 98
Rotationsschmerz, segmentaler 38
Rotatorenmanschette
– Ruptur 67, 72
Rücken
– Haut 32, 36
– Hypästhesie 36
– Hyperästhesie 36
– Untersuchung 29–37
– Muskelatrophien 32
Rundgriff 84
Rundrücken 31, 43

S

Sarkoidose 9, 14, 102, 103
Scalenussyndrom 73
Scapula 67
– alata 43, 67
– Muskulatur 66
Schiefhals 39

Schleimhaut 9, 16
Schlüsselgriff 84
Schmerz
– ausstrahlender (Hand) 41
– belastungsabhängiger 38
– dysästhetischer 4
– Lokalisation 4, 19
– nachlassender 38
– Qualität 4
– Score 109
Schmerzanamnese
– rheumatologische 3, 5
Schmerzausstrahlung
– pseudoradikuläre 36
– radikuläre 35, 36
Schmerzhafter Bogen 71
Schnappen 19
Schnappende Hüfte 88
Schneeballknirschen 81
Schnellender Finger 82
Schober
– oberer 44
Schobersches Maß 45, 46, 47
Schonhinken 87, 107
Schubladenphänomen 97, 98
Schulter
– Asymmetrie 43
– Hochstand 30, 43
– Luxation 74
Schultergelenk
– Beweglichkeit 68–72
– Erguß 66
Schultergelenksregion 66–73
Schultergürtel 43
Schultergürtelsyndrom
– neurovaskuläres 73
Schulter-Hand-Syndrom 67, 78, 79
Schürzengriff 68, 69, 70
Schüttelschmerz
– Wirbelkörper 33, 34, 38, 45
Schwanenhalsdeformität 79, 80
Schwindelzustand 41
Sehnenapparat 19
Sehnenriß 19
– Finger 85
Sehnenruptur 23
Seitdrehen 40
Seitenband-Instabilität 97
Seitneigen 40
Sharp-Syndrom, s. Mixed-connective-tissue-
disease
Sjögren-Syndrom 10, 13
Sklera 9, 16
Sklerodaktylie 77
Sklerodermie 9, 10, 13, 77, 78, 79, 87
Skoliose 29, 33, 43
– funktionelle 30, 31
– strukturelle 37, 45
Sozialanamnese 5, 6, 8
Soziales Umfeld 9
Spinalkanal, enger 10
Spine-Test 52, 54
Spitzgriff 84
Spondylarthropathie 10
Spondylarthritis
– seronegative 51, 89
Spondylitis 11
Spondylitis ankylosans 11, 16, 18, 32, 36, 40
Spondylolisthesis 33, 45
Spondylose
– hyperostotische 6
Spontanschmerz 4
Spreizfuß 86, 100
Sprengelsche Deformität 67
Sprunggelenk 102, 103, 104
Stauchungsschmerz 41
Steinmann-Zeichen 96, 97
Steppergang 107

Sternoclaviculargelenk 56
Sternocostalarthritis 56
Sternocostalgelenk 56
Sternum 56
Still-Syndrom 10
Stoffwechselstörungen 11
Stoßzeichen 94
Stufenbildung 44
Supraspinatussehnen-Syndrom 67, 70, 71
Symphyse 51
Symptom
– schmerzreflektorisches 45
– vertebrales 45
Syndrom
– pseudoradikuläres 41, 48
– radikuläres 41, 48
– spondylogenes 38
– vertebragenes 38, 41, 48
– vertebrales 37, 39
– weichteilrheumatisches 48
Synovialverdickung 94
Synoviorthese 8
Syringomyelie 74
Systemischer Lupus erythematodes (SLE)
9, 10, 11, 13, 15, 79, 81

T

Taillendreieck 17, 30, 43, 45
Tannenbaum 32, 43
Tarsaltunnel-Syndrom 106
Teleangiektasien 9, 13
Temporalarteriitis 14, 58
Tender point 19, 63
Tendinose
– Lokalisation u. Symptomatologie 63
Tendomyopathie, generalisierte 11, 58, 62,
99, 104
– Lokalisation 63
Tendomyose 19, 35, 62, 68, 88, 111
– Symptomatologie 63
Tendovaginitis 23
Tennisellenbogen 74
Tendopathia nodosa 81
Tenosynovitis 16, 62, 78, 79, 80, 81, 82, 104,
105
Thenaratrophie 80, 81
Therapien
– antirheumatische 8
Thomasscher Handgriff 90
Thorax 43
– Asymmetrie 43
– Exkursion 44
– Operation 43
– Tibio-Fibulargelenk-Subluxation 99
Thrombose 102
Tonusprüfung 19
Tophi 9
Torsionsskoliose 30, 31, 32, 43, 45
Tractus-Ilio-Tibialis-Schnappen 88
Tragus-Acromio-Clavicular-Gelenkabstand
40
Tränenträufeln 41
Trendelenburgsches Zeichen 91
Trigger point s. Myogelose
Trochanter major 35, 88
Trommelschlägelfinger 77
Tumor 19, 78
Tüpfelnägel 77

U

Überwärmung 34
Ulnardeviation (Hand) 79, 80
Ulnarissyndrom 83
Ulzeration 9
Uhrglasnägel 78
Umfangsmessung 28
– Extremitäten 63, 64, 65, 88

– Fingergelenk 85
Unterhautzellgewebe 18
Untersuchung
– Beckenregion 49–55
– Brustwirbelsäule 43–44
– Ellenbogengelenk 74–76
– Extremitäten 60–107
– Halswirbelsäule 39–42
– Hand u. Finger 78–85
– Hüftregion 87–91
– Kieferregion 58–59
– Kniegelenksregion 91–99
– Kreuzdarmbeinregion 49–54
– Schema 28
– Schultergelenkregion 66–73
– Thoraxwand 56–57
Untersuchungsgang
– klinischer 13, 28
Urethritis 9, 15

V

Vaskulitis
– nekrotisierende 15
Ventralisationsschmerz
– Wirbelkörper 33, 34, 45
Verkürzungshinken 87
Versteifungshinken 87
Vertebra-Prominens-Daumenabstand 68, 69,
70
Viererzeichen nach Patrick 55, 90
Visuelle Analogskala 109
Vitium 10
Vorlaufphänomen 52, 53, 54

W

Wadenkompressionstest 106
Watschelgang 91
Weichteilrheumatismus 4
Widerstandsmessung 22
Winkelmessung 21
Wirbelfraktur 43
Wirbelgelenk 34, 36
– Halswirbelsäule 39
Wirbelkörper
– Anomalie
– Brustwirbelsäule 44
– Fraktur 32
– Halswirbelsäule 39
– Schmerzprüfung 33
– Tuberkulose 32
Wirbelsäule
– Fehlform 29
– Fehlhaltung 29, 31
– Funktionsprüfung 36, 37
– Stabilität 22
– Statik 17
Wurstfinger 79

X

Xerophthalmie 10
Xerostomie 10
Xanthomatose 82
Xanthome 74
Xyphoid-Syndrom 56

Y

Yersiniose 10

Z

Zehen
– Deformitäten 86
– Gang 107
– Grundgelenksluxation 101
Zohlensches Zeichen 95, 96